KB152238

현명한 환자를 위한 치과백서

헤세의서재

헤세의서재 블로그 https://blog.naver.com/sulguk

기업인, 의사, 컨설턴트, 강사, 프리랜서, 자영업자의 출판 기획안, 출판 아이디어, 원고를 보내주시면 잘 검토해드리겠습니다. 자기계발, 경제경영, 병원경영, 재테크, 대화법, 문학, 예술 등 다양한 분야의 책을 출판합니다.

현명한 환자를 위한 치과백서

초판 1쇄 발행 2022년 5월 30일

지은이 전진모
펴낸이 고송석
발행처 헤세의서재
주소 서울시 서대문구 북가좌2동 328-1 502호(본사)
　　　서울시 마포구 양화로 64 서교제일빌딩 8층 824호(기획편집부)
전화 (02)332-4141
이메일 sulguk@naver.com
등록 제 2020-000085호(2019년 4월 4일)
ISBN 979-11-967423-8-6(03510)

현명한 환자를 위한
치과백서

전진모 지음

헤세의서재

CONTENTS

치과의사의 신뢰회복과
현명한 환자를 바라며

　미국과 한국의 대학교를 졸업한 저는 미국과 한국의 의료 환경을 경험적으로 잘 이해하고 있습니다. 저는 젊은 시절 치과 외 다양한 직업을 가져보았습니다. 이를 통해 제3자 입장에서 객관적으로 치과 시스템을 들여다볼 수 있었습니다. 우리나라의 치과 시스템은 치과의사들에 대한 부정적 선입견을 만드는 측면이 있습니다. 그리고 그 시스템은 환자 입장에서는 현명하고 합리적인 진료를 받기 힘들게 만들고 있었습니다.

　이는 제가 치과의사를 해오는 동안에도 변하지 않은 듯합니다. 현재 우리나라의 치과시스템은 치과의사와 환자 모두에게 좋지 않는 구조로 작용하는 측면이 있는 게 분명합니다. 그래서 저는 앞으로 치과의사의 신뢰를 회복하는 것과 함께, 환자들이 좋은 여건에서 현명하게 진료를 받을 수 있는 방안에 대해 고민을 많이 했습니다.

평소 운동을 좋아하는 저는 몸을 다쳐서 타 진료과 병원을 내원한 적이 있습니다. 당시 해당 과 지식의 부족함으로 인해 수동적으로 치료를 받아서 무척이나 무기력함을 느낀 적이 있습니다. 이때의 경험이 내게 큰 교훈을 주었습니다. 치과 환자야말로 치과에 대한 정확한 지식을 갖춰야한다는 것이었습니다. 환자들이 덴탈 IQ가 높아질수록 진료 만족도가 높아질 것이 분명하며, 치과의사에 대한 신뢰가 높아지기 때문입니다.

그래서 저는 진료실에서 치료하는 것에만 만족하지 않고, 치료 전에 환자들에게 올바른 치과에 대한 정보를 전달하기에 많은 노력을 하기로 했습니다. 내가 원장으로 있는 리더스진치과는 환자들에게 올바른 정보를 설명하는 치과, 환자 교육기관 성격의 치과가 되도록 노력중입니다. 현재, 저는 여러 방송매체에 출연하고 강연을 다니며, 치과계의 신뢰 회복과 현명한 환자를 양성하기 위해 끊임없는 노력을 기울이고 있습니다.

이 책은 그동안 내가 고민 속에서 이어온 활동의 결과물입니다. 치과의사의 신뢰를 되찾고, 환자들의 현명한 선택과 진료 만족도를 높이기 위한 방안의 결과물입니다. 동네마다 치과가 있고, 인터넷에는 수많은 치과들이 홍보를 하고 있습니다. 그런데 그 수많은 치과들 중 어느 치과를 선택하는 것이 좋을까요? 무엇보다 각종 혜택을 내세우거나 싼 가격을 내세운 불법광고하는 치과는 피해야하며, 과잉진료를 하는 치과를 피해야합니다. 제 가격을 주고 최적의 진료를 하는 치과를 선택해야합니다.

그러려면 덴탈 IQ를 높여야합니다. 과잉진료 예방요령, 정기검진과 스케일링의 중요성, 충치 개수와 임플란트 가격이 다른 이유, 연령별 치과 건강보험혜택을 숙지해야합니다. 여기서 더 나아가 환자를 존중하는 치과를 선택하는 요령, 상담과 진료를 잘 받는 요령, 신뢰할 수 있는 치과를 선택하는 요령을 숙지해야합니다. 이 책에는 그 내용을 친절히 소개하고 있습니다.

또한 이 책은 각종 질환과 연결된 치주질환에 대해 소개했습니다. 치주 질환은 구강 질환으로 한정되지 않습니다. 구강에서 생긴 각종 세균이 혈액을 타고 온몸으로 퍼져나감에 따라 각종 질환을 악화시킵니다. 여러 종류의 암, 심뇌혈관 질환, 치매, 당뇨병, 임산부의 조산, 발기부전, 비만, 우울증을 야기합니다. 실로 구강의 질환은 만병을 일으키는 원인이라고 할 수 있습니다. 이제, 암을 예방하기 위해, 다이어트를 위해, 치매 예방을 위해 치과를 가야합니다. 더더욱 각종 질병 예방을 위해 구강 건강에 신경을 써야합니다.

이와 함께 이 책은 건강한 치아와 잇몸을 위한 일상속 습관을 소개했습니다. 다이어트와 야식, 잘못된 양치질 습관이 치아를 망치게 합니다. 이외에도 일상의 나쁜 습관이 치아를 해롭게 하는 경우가 많습니다. 치아와 잇몸 건강을 위해 올바른 습관을 가져야합니다. 치아를 망치는 나쁜 식습관을 버려야하며, 연령대별 치아관리를 하고, 잇몸 건강에 신경 쓰고, 치아에 좋은 음식을 먹어야합니다. 치아 건강은 일상의 작은 습관을 통해 지켜야합니다. 아무리 임플란트가 좋다고 해도 자연치아만큼 좋지 않다는 점을 명심해야합니다. 자연치아를 평생유지하기 위해 치아와 잇몸 건강관리에 신경을 써야합니다.

가난한 미국 유학생활 시절, 치과 진료비가 비싸서 돈이 없던 저는 치료를 받지 못한 경험을 했습니다. 저는 누구보다 경제적으로 어려운 분들의 마음을 잘 알고 있습니다. 그래서 저는 과거의 저처럼 돈이 없어서 치료를 받지 못하는 분들에게 도움을 주고 있습니다.

복지관, 한부모가정센터, 그리고 임마누엘 직업재활원 등 여러 기관과 협력하여 치아를 상실하여 음식을 먹지 못하지만 돈이 없어서 치료를 못 받는 취약계층분들 대상으로 매달 1명씩 선정하여 비보험 진료(보험비용은 수납)를 조건 없이 해주는 재능기부를 실천 중입니다.

또한, 최근 불거졌던 소위 먹튀치과에 피해를 입은 몇몇 분들의 치료 마무리를 책임지고 해드린 경험이 있습니다. 저는 의사로서 다양한 지역 주민들과의 친밀한 소통을 통해 구민들의 삶을 잘 들여다볼 수 있었습니다. 이 과정에서 동작구 구민의 삶에 닥친 어려운 상황과 고민사항을 접했습니다.

저는 치과의사로서 지역주민에게 진료 봉사하는 것에 그치지 않고 더 직접적으로 동작구 구민들의 어려움을 해결해주고, 삶의 질을 향상시키는데 앞장서야겠다고 결심하게 되었습니다. 그래서 2022년 6월 지방선거 동작구의원으로 출마를 했습니다. 치과의사로서 환자를 진심으로 치료하듯이, 동작구 구민들의 아픔과 고민을 잘 경청하고 구민들의 행복한 삶을 위해 앞장설 것입니다.

아무쪼록 이 책 한권으로 치과계는 신뢰를 회복하고, 환자들은 현명한 환자가 될 수 있기를 바랍니다.

전진모

PART 1

:

이제, 치과 환자는
현명해야한다

정보의 홍수 속에서 환자들은 치과를 내원하기 전에 인터넷에서 검색합니다. 진료명, 질환명 키워드를 검색창에 넣으면 여러 치과의 광고가 어지럽게 나옵니다. 이때, 상당수 치과는 파격적으로 저렴한 가격을 내세워서 고객의 시선을 사로잡습니다. 이 가운데 몇몇 치과는 과도할 정도로 낮은 가격을 내세우고 있습니다.

임플란트 **만원!! 무삭제 라미네이트 **만원!!
세라믹 치아교정 ***만원!!

대부분의 이런 가격 광고에서의 시술 비용은 평균치보다 두세 배

낮은 가격이기에 고객들은 해당 치과를 내원하고 싶어합니다. 고객은 백만 원이 넘는 치과 비용을 부담스럽게 생각하기 때문입니다. 고객은 가능하면 가격이 싼 치과에서 시술을 받고 싶어 하는 경향이 짙습니다.

먼저 치과 비용 분류에 대한 설명을 해드리겠습니다. 고객이 지불하는 치과 비용은 보험인 급여항목과 비보험인 비급여항목으로 나뉩니다. 발치, 신경치료, 파노라마촬영, 정기검진, 스케일링, 65세 이상 노인의 임플란트와 틀니, 소아예방치료 등은 급여항목이기에 국가에서 일부 비용을 부담해주고 있습니다. 그래서 그 비용이 정해져 있기 때문에 그 가격보다 적게 혹은 더 많이 받을 수 없고, 할인은 의료법상 엄연한 불법입니다.

이에 반해 임플란트, 크라운, 인레이, 레진치료, 라이메이트, 치아교정 등은 비급여항목에 해당하는데 그 비용을 국가에서 보조해주지 않는 비보험 항목입니다. 따라서 치과에서 자체적으로 통상적인 기준치에 맞춰서 일정한 비용을 정하게 됩니다. 그렇기 때문에 치과마다 비급여 시술 비용이 천차만별입니다. 이러한 점을 악용해 일부 치과들이 과도한 할인으로 고객을 유혹하고 있습니다. 과도하게 낮은 가격이나 불법 가격 광고로 불법 환자유인을 행하는 소수의 치과를 보며 치과의사로서 매우 걱정을 하고 있습니다.

시술 비용이 엄청나게 싸다면 그 이유가 있겠습니다. 좋은 재료와 장비를 쓰고 원칙적인 진료를 하게 된다면 해당 가격으로는 절대 치료를 할 수가 없습니다. 수지타산에 맞추기 위한 값싼 재료를 쓰거나, 더 많은 환자를 보기위해 위임진료를 할 수밖에 없는 구조가 됩니다. 결국 불법광고로 더 많은 환자를 유인하면 공장식 시술을 하게 될 수밖에 없고, 그만큼 나중에 환자 본인 몸에서 부작용이 생기기도 쉽습니다.

실제로 과도하게 싼 가격을 앞세우는 치과는 불법 사무장병원이나 공장식 박리다매인 경우가 많습니다. 한번은 필자도 운동을 하다가 뼈가 부러져서 저렴한 비용을 내세운 병원을 내원한 적이 있습니다. 막상 그 병원을 방문해보고서는 크게 놀란 기억이 있습니다. 필자가 어떤 상황인지에 대한 설명도 없이 수술을 권유했고, 이에 따라 필자는 정신없이 이리저리 돌아다니게 되며 나도 모르게 입원 수속을 밟게 되었습니다. 치과분야에서 전문가인 치과의사이지만 타진료과에서는 비전문가이기 때문에 현혹되어 입원수속을 밟을 수밖에 없었습니다.

그 병원은 싼 진료비를 미끼로 환자를 내원시킨 후, 필요 없는 과잉 진료를 해서 환자에게 많은 비용을 지불하게 한 것입니다. 결국 입원 수속을 중단하고 해당 진료과 전문의 친구에게 문의한 후 그에게서 수술 없이 치료를 받을 수 있었습니다. 이 경험을 통해 환자 입장에서 불법광고에 대한 경각심을 느낄 수 있었습니다.

　마찬가지로 불법 사무장 치과나 싼 가격의 불법광고를 하는 치과들이 구조상으로 환자들을 돈으로 볼 수밖에 없는 현실입니다. 이러한 덤핑, 불법 사무장 치과로 인해 많은 피해는 환자들이 고스란히 떠안게 됩니다.

　현명한 환자라면 반드시 기억해 둬야할 게 있습니다. 인터넷상에서 조금이라도 저렴한 비용의 치과를 찾는 고객을 현혹하는 수많은 광고들의 상당수가 불법이라는 점입니다. 이런 불법적인 것을 막고자 수많은 치과의사와 협회가 노력하지만 구조상 막아내기가 매우 어려운 실정입니다. 의료는 국민의 생명과 건강에 직결되며, 치료결과에 따라 생기는 신체적·정신적 피해가 막대합니다. 그럼에도 불구하고 환자는 의료인에 비해 정확한 정보를 얻기 힘듭니다. 따라서 환자의 안전을 보호하기 위해, 대한치과의사협회는 대표적으로 다음의 5가지 유형을 불법 환자유인 의료광고로 규정하고 대대적인 단속을 하고 있습니다.

　① 비급여 진료항목에 관한 '과도한 가격할인(50% 이상)'
　② 각종 검사나 시술 등을 무료로 추가 제공하는 '끼워팔기'

③ 친구나 가족과 함께 의료기관을 방문 시 각종 혜택을 부여하는 '제3자 유인'

④ 선착순 혜택을 부여한다는 '조건할인'

⑤ 시·수술 지원금액(최대지원 00만원 등)을 제시하는 '금품제공'

너무나 자주 이러한 광고를 접하다 보니 설마 그게 불법인지 꿈에도 생각 못한 분들이 많을 겁니다. 명백히 이 5가지는 의료법상 불법이고 범죄입니다. 하나씩 자세히 알아보겠습니다.

①은 가격과 관련한 불법 중 하나입니다. 가격 광고 자체가 불법이지만 의료법상 기준금액에서 50%이상 할인하지 못하게 되었으므로 그 이상 과도하게 싼 광고 또한 불법입니다. 예를 들어, '수험생 70%할인 이벤트', '방학맞이 60%할인 이벤트'가 그것이죠.

②는 흔히 '**하면 ***' 무료', '***하면 **는 공짜'라는 광고입니다. '치아교정하면 충치치료는 덤!' 혹은 '임플란트 하면 치아미백 공짜'가 그 예이죠. 이러한 끼워팔기는 환자가 올바른 선택을 방해하기 때문에 불법입니다.

③은 다른 환자를 유인하는 광고입니다. 화장품, 의류 등의 제품을

파는 광고에서는 이게 허락됩니다. 하지만 의료법에서는 제3자를 유인하지 못하도록 하고 있습니다. '수험생 동반 할인', '친구 데려오면 할인', '가족 데려오면 가족 시술비 할인'과 같은 것은 명백한 불법입니다.

④는 선착순 할인을 내세운 광고입니다. 이 또한 다른 제품을 파는 광고에서는 흔히 볼 수 있는 것이지만 의료법에서는 금지하고 있습니다. '선착순 50명 할인', '시술 이벤트 기간 안에 신청', '8월에만 30명 할인'과 같은 것이 그 예입니다. 이처럼 조건을 걸어서 할인하는 것은 불법입니다.

⑤는 진료비, 금품 지원을 하는 광고입니다. '치아교정 하실 분 모집, 교정비 전액지원', '성형 모델 지원자 최대 400만원 지원'이 그 예입니다. 이런 광고는 한번쯤 인터넷상에서 접할 수 있습니다. 누구나 혹할 수밖에 없지만 이는 분명히 불법입니다.

옷이나 생활용품, 전자 제품을 쇼핑할 때는 저렴한 상품을 찾기 마련입니다. 그래서 저렴한 가격을 내세운 광고를 보고 해당 상품을 구입하는 게 당연합니다. 하지만 치과 치료는 이와 매우 다릅니다. 쇼핑하듯이 저렴한 진료 가격의 치과를 찾아서 진료 받아서는 안 됩니다. 이렇게 될 경우 원칙적인 치료를 보장하기 힘들며, 과잉진단 같은 부작용이 생길 우려가 크기 때문입니다.

　현명한 환자는 불법 광고에 현혹되지 말아야 합니다. 과도하게 저렴한 가격을 보고 치과를 선택할 게 아니라 정상적인 수가로 원칙적인 진료를 하는 치과를 찾아가는 것이 바람직합니다. 우리 치과계에는 불법광고 등 불법을 저지르는 의사보다 그렇지 않은 의사들이 훨씬 더 많습니다. 과연, 의료법을 위반하고 불법광고를 하는 소수의 치과들이 원칙적인 의료를 준수할까요? 이에 대해서는 환자분들이 잘 판단해주실 것이라 확신합니다.

싼 치과가
좋은 병원이 아니다

"간단히 충치 치료를 할 거라서 가격이 싼 치과를 찾아요."

"K 치과는 치아 스케일링 비용이 다른 곳보다 싸서 좋은 치과 같아요."

어느 맘카페에 올라온 글입니다. 이 글들은 싼 가격에 초점이 맞추어져 있습니다. 설령 불법적으로 터무니없이 가격을 싸게 하는 치과를 회피하더라도, 결국 환자는 저렴한 가격의 치과를 찾습니다. 환자들은 합법적으로 수가를 받는 치과들 가운데서 가능하면 저렴한 치과를 찾으려는 심리를 가지고 있습니다.

그 이유가 뭘까요? 의료 서비스에 대한 전문성을 잘 인식하지 못하기 때문이라고 봅니다. 스시 집을 예로 들어보겠습니다. 잘 아시다시피, 어느 동네에서나 흔하게 접할 수 있는 스시집의 초밥 가격과 유명 스시집의 초밥 가격이 같지 않습니다. 유명 스시집 초밥 가격에 거품이 끼었을까요? 그렇지 않습니다. 유명 스시집 초밥 가격에는 특별하게 선택된 식재료, 셰프의 요리 기술이 들어가 있습니다. 그래서 그 맛이 여느 스시집의 것과 결코 동일하지 않습니다. 고객은 기꺼이 더 많은 돈을 지불하더라도 유명 스시집 초밥을 맛보려고 합니다.

치과 의사의 진료도 이와 같습니다. 치과 질환을 어떻게 보느냐에 따라, 그리고 이를 치료하는 의사의 임상 경력과 기술, 시술시간, 재료와 장비, 약제 종류, 인건비와 치과기공료에 따라 그 가격이 다르게 됩니다. 그래서 충치 하나를 치료한다고 해도, 치과마다 가격이 다르게 나오는 게 당연합니다. 이렇듯 각 치과의 사정에 따라 가격이 달라질 수밖에 없습니다.

이를 무시하고 환자들이 무조건 싼 가격을 찾으려는 생각은 시정이 요구됩니다. 수가가 싼 병원이 좋은 병원이라거나, 싼 병원이 정직한 병원이고, 싼 병원이 명의라는 생각은 잘못된 인식입니다. 치과는 본래 재료가 매우 비싼 편에 속하기 때문에 낮은 가격으로 좋은 재료와 정직한 진료를 한다는 것이 구조적으로 불가능합니다. 이는 필자가 수년간 진료를 해오고 병원 경영을 하며 직접 느끼고 알게 된 사실입니다.

싼 가격으로 치료를 하는 치과들의 경우, 의사가 해야 하는 업무 범위를 치과위생사들에게 위임하는 경우가 많습니다. 싼 가격인 만큼 환자들을 더 많이 유치해야하고, 체어타임을 짧게 가지고 가야할 수밖에 없기 때문입니다. 치과의사와 치과위생사 그리고 치과기공사들은 법적으로 할 수 있는 일이 정해져 있습니다. 원칙적인 진료를 하는 곳은 치과의사가 치과위생사나 기공사들에게 위임진료를 하지 않습니다.

필자는 얼마 전에 최고급 의료 장비를 도입했습니다. 수 천 만원에서 억대를 호가하는 이 장비가 없어도 진료를 하는 데는 아무런 문제가 없습니다. 하지만 환자에게 보다 정확하고, 효과 높은 진단과 치료를 해드리고자 이 장비들을 설치하게 되었습니다. 고가의 장비와 치료재료를 들여옴으로써 더 나은 진단과 치료를 할 수 있고, 결국 치료비용이 다소 높게 책정될 수밖에 없습니다.

단지 싼 가격에 환자를 많이 진료 보려는 생각을 했다면 이 고가의 장비와 증명된 치료재료를 굳이 들여올 필요가 없었습니다. 하지만 필자는 다소 이성적인 수가를 받더라도 최고의 치료와 시술을 해드리는 것이 치과 의사로서의 도리라는 생각을 했습니다. 그 결과 환자들은 다소 높아진 가격을 피부로 느끼게 되겠지요. 하지만 현명한 환자들은 생각할 것입니다.

'이 치과의 치료 가격은 지불할 만한 가치가 있다.'

치과들이 원칙적인 치료를 하기 위해서는 올바른 수가가 전제 되어야합니다. 치과에는 특별히 많은 비용이 들어가는 부분이 있는데, 이는 치료 가격에 영향을 미칩니다. 환자 입장에서는 다음 4가지 질문으로 치과의 치료 가격이 다르게 되는 이유를 확인할 수 있지요.

① "어떤 재료를 사용하는가?"

② "어떻게 기공을 하는가?"

③ "어떤 장비를 사용하는가?"

④ "치과 의사의 임상 경험과 기술이 어느 정도인가?"

이 4가지 기준에 따라, 치과마다 치료 가격이 달라질 수밖에 없습니다. 따라서 싼 가격으로 치료를 하는 게 금전적으로 이득이라는 것은 잘못된 인식입니다. 소중한 몸을 치료하고, 건강을 유지시켜주는 데 좀더 투자를 한다는 마인드를 가져야합니다. 환자 입장에서는 판단이 힘들 수 있습니다. 하지만 싼 가격의 치료는 싼 재료와 박리다 매를 벗어날 수 없는 구조인 것을 인지하셔야 합니다.

많은 분들이 유명 브랜드 외제차를 선호하고, 외국 유명 브랜드 백을 선호합니다. 몇 배 많은 돈을 지불하고 구입하죠. 외국 유명 브랜드 제품은 괜히 가격이 비싼 게 아니며 그만한 가치가 있습니다. 뛰어난 디자인과 성능(휴대성), 강도(재질) 등이 있기 때문입니다.

소중한 내 몸을 위해서는 가격이 싼 치과를 우선시하면 안 됩니다. 어느 정도의 가격을 지불하셔야합니다. 그래야 환자들이 존중과 대우를 받고 확실한 치료를 받기에 치료 예후 또한 매우 좋을 수밖에 없고 후속 관리 또한 용이할 수 있습니다. 마냥 싼 치과가 좋은 곳이라는 선입견을 던져버리셔야 합니다.

"A치과에서는 충치 *개라고 하며, 임플란트 *개 하라고 했습니다. 그런데 B치과에서는 그와 다르게 충치 *개라고 하고 임플란트 *개를 하자고 하던데요."

치과에서 많이 접하는 환자의 말입니다. 어느 치과는 옳고 어느 치과는 잘못되었을까요? 사실, 의사마다의 경험과 치료방법에 대한 가치관이 다르기 때문에 누가 맞고 틀렸다고 확정할 수 없습니다. 모든 의료에는 100% 옳고 그름이 없기 때문입니다.

하지만 가끔은 소개로 오신 분들 중에 동일한 치아 상태임에도 대부분의 치과의사들이 허용하는 범위를 벗어나 과도하게 많은 치료를 요구하는 치과를 다녀오신 경우가 있습니다. 그런 치과들은 대부분 싼 가격으로 유인하는 경우가 지배적입니다. 소개로 오신 한 환자는 이렇게 말했습니다.

"K치과는 인터넷 광고를 보고 가게 되었어요. 싸니까요. 사람들이 바글거리더라구요. 그래서 치과의사님 실력이 좋은가보다 생각했습니다. 의사님이 충치 네 곳을 치료받으라고 하더라구요."

그때, 필자가 환자에게 말했지요.

"그렇군요. 그 치과가 틀렸다고 말할 수 없지만 제 기준에서는 두 곳만 치료받아도 충분할 것 같습니다."

평균적으로 소개로 오신 분 10명 중 6명은 필자에게서 치료를 받습니다. 하지만 4명은 싸지만 비정상적으로 많은 치료를 권하는 다른 곳을 선택합니다. 환자들은 치료에 대한 자기 결정권이 있기 때문에 붙잡을 수는 없습니다. 시간이 흘러, 여섯 분은 우리 치과의 단골 고객이 됩니다. 최소의 치료만 해도 아무런 문제가 없음을 몸소 체험했기 때문입니다. 대부분의 치과의사들은 사명감을 가지고 임상적 증거기반의 진단과 치료를 하고 있고, 반드시 필요한 치료만을 권유합니다.

비교적 낮은 가격과 보험진료의 불법할인을 대대적으로 광고를 해서 사람들을 많이 끌어 모으는 일부 치과가 있습니다. 필요한 치료

이상의 수준을 강권함으로써 필요 없는 치료를 하도록 하는 경우가 많은데 저희 치과의사들도 많이 안타까워하지만 그들의 고유 권한을 침해할 수 없는 실정입니다.

요즘은 환자분들의 덴탈 IQ가 높아져서 많이 개선이 되었지만, 환자는 의사가 엑스레이 사진을 보여주면서 설명하는 것을 곧이곧대로 믿을 수밖에 없습니다. 의사의 진단 결과에 약간의 의심이 들어도 그대로 따를 수밖에 없습니다. 환자는 자신이 받는 치료 수준이 적정한지를 판단할 전문 의료 지식이 부족할 수밖에 없기 때문입니다. 그리고 진단하는 치과의사마다 경험과 가치관에 따라 치료방법과 그 개수가 다르기 때문에 의심과 불신이 생길 수 있습니다. 의료에는 정답이 없고 치료결과 또한 100% 완벽함이 없기 때문에 분쟁의 여지가 항상 생깁니다.

이 치과가 과잉진료를 하는지, 아니면 정말 필요한 치료만을 권하는지는 환자 입장에서는 알 수 없습니다. 필자 또한 제 전문분야인 치과 이외의 병원을 내원해서 상담을 하다 보면 전문지식의 부재로 무기력감을 느낀 적이 있습니다. 치과 환자는 체어에 누운 채로 천장만 바라보게 됩니다. 이 상태에서 의사가 어떻게 치료하는지를 볼 수가 없습니다. 치료를 할 때 마취를 하면 어느 치아를 어떻게 치료하는지 전혀 느끼지 못해요. 이러다 보니, 환자는 무기력할 뿐입니다.

현명한 환자가 좋은 진료를 받을 수 있는 6가지 방법이 있습니다.

첫 번째, 지인들이 소개한 믿을 수 있는 치과를 수소문하여 찾으십시오. 가격을 앞세우는 불법 인터넷 광고는 멀리하는 것이 좋습니다. 치과를 내원하게 되면 진단을 내린 해당 치료의 당위성을 잘 설명해 주는 의료진을 믿으십시오.

두 번째, 치료비가 많이 나올 경우 치료가 시급한 치아부터 치료하십시오. 치료비가 부담스럽게 나올 때는 치과의사와의 대화를 통해 시급하게 치료해야할 치아 먼저 치료를 해도 좋습니다. 대부분 환자들은 의료진과의 대화를 꺼려하며 인터넷에 질문하는 경우가 매우 많습니다. 질문을 두려워하지 마십시오. 꼭해야 하는 치료를 미룰 경우에는 향후 더 큰 치료가 될 수 있음을 명심하십시오.

세 번째, 의사의 개입 없이 실장이나 코디네이터가 진단과 치료계획을 확정하는 곳은 좋지 않으니 피하십시오. 치과 실장의 초반 전체적인 예진 후, 치과의사가 다시 진단하고 치료계획을 세우고 확정을 내리는 곳이 좋습니다. 기본적으로 의사는 진료를 해야 합니다. 따라서 전문상담가가 치과의사에 의해 확정된 치료계획에 대한 설명과 해당비용 상담을 해드릴 수 있습니다. 대부분의 치과의사들은 돈 이

야기 하는 것을 싫어하기 때문입니다.

네번째, 6개월에 한번 정기검진을 받으십시오. 이를 통해 치과질환을 최대한 예방할 수 있고, 초기에 발견할 수 있기 때문입니다. 모든 치료는 초기에 하는 것이 비용이 적게 들고 치료예후 또한 좋습니다.

다섯번째, 좋은 장비와 신기술에 항상 투자하고 공부하는 치과 의료진을 찾으십시오. 치과마다 충치 개수가 다른 경우가 많습니다. 이는 진료의 주관성에 따라 충치 개수가 달라질 수밖에 없기 때문입니다. 멈춘 충치를 미리 치료하는 것이 꼭 틀렸다고 할 수 없는 만큼, 개수가 많다고 과잉진료라고 할 수는 없습니다. 하지만 충치가 아닌 변색을 충치라고 하여 치료를 하게 되는 것은 분명 과잉진료일 것입니다.

요즘은 충치 활성을 측정하고 수치화 해주는 충치 진단기를 통해 꼭 치료해야하는 충치 개수를 확정할 수 있습니다. 이런 객관적인 증거를 주는 장비에 투자를 아끼지 않고 합리적인 진단을 내리는 치과를 찾으시는 것이 좋습니다.

여섯번째, 싼 치과 그리고 적게 진단 내리는 치과가 좋은 곳이라는 인식을 버리십시오. 적절한 수가의 치료가 더 좋은 질의 치료를 이끌어내며, 치료해야할 곳을 초반에 치료하는 것이 향후 큰 치료를 피할 수 있는 길입니다.

정기검진과 예방이
중요하다

연구조사에 의하면 중장년층 성인남녀는 4명중 1명 정도만 정기 검진을 받고 있습니다. 정기검진의 중요성에 대한 인식부족, 고령화 사회에서 정년 연장에 따른 시간의 부족, 치과에 대한 막연한 두려움 같은 다양한 이유가 있습니다. 그래서 오복 중 하나인 치아와 잇몸 건강의 중요성을 알고 있음에도 치과를 잘 찾지 않는 게 현실입니다.

진료비가 부담되어 치과를 덜 찾게 된다는 분들도 있습니다. 이는 당연해 보일지 모르지만 잘못입니다. 작은 일을 작은 힘으로 제 때 처리하지 않다가 나중에 쓸데없이 큰 힘을 들여 큰 일 처리를 하게 된다는 뜻의 '호미로 막을 것을 가래로 막는다'는 속담이 있는데 치과 치료가 그렇습니다. 작은 질환일 때 제때 치료를 하면 적은 비용이

드는데 이를 놓치면 나중에 큰 질환이 되어 더 많은 치료비용과 시간이 들어가게 되고, 치료의 예후 또한 나빠지게 됩니다. 따라서 나중에 더 큰 비용이 지출되는 것을 막으려면 평소에 정기검진을 통한 예방관리와 질환의 빠른 발견과 초기치료를 해야 합니다. 이렇게 할 때 비용을 최소화할 수 있습니다.

치과치료를 포함하여 우리 몸의 모든 질환은 병이 퍼지기 전에 초기에 치료할수록 높은 성공률과 저렴한 치료를 보장받을 수 있습니다. 치과에서 진료하는 의사들은 지금은 통증이 없는 작은 질환이 큰 질환으로 발전하는 과정을 임상적인 경험과 학문적인 연구에 의해 예지할 수 있습니다. 때문에 초기 치료를 적극적으로 권장하게 됩니다. 하지만 대부분 환자들은 이렇게 전형적인 반응을 보입니다.

"통증이 없는데 굳이 치료할 필요가 있을까요?"

"아프지도 않은데 치료 하라니 과잉진료 아닌가요?"

이렇게 의심과 불신을 가지고 초기질환을 방치한 채 귀가하신 분들은 결국 병을 키운 후 통증이 발생할 때 내원하여 후회하는 경우가 많습니다. 통증이 발생되면 간단한 치료보다는 시간과 비용 그리고 노력이 많이 발생하는 큰 치료가 들어갈 수밖에 없게 됩니다. 치과에서 경험하는 대부분의 병은 만성질환입니다. 만성질환은 통증이 없이 퍼지다가 결국 역치를 넘어서서 통증이 유발되면 돌이킬 수 없는 경우가 많습니다.

암(cancer)도 그렇습니다. 정기검진 시 우연하게 발견되는 암은 초기이기 때문에 통증이 없지만 결국 아파서 내원하게 되면 몸 전체로 전이가 된 말기 상태이기 때문에 시한부 인생이 되어 버립니다. 미리 검진을 받고 초기에 치료하면 치료가 비교적 간단해지고, 시간과 비용 그리고 노력이 현저하게 줄어들 수 있습니다. 치과질환도 말기암 상태처럼 질환이 퍼진 상태에서 내원하게 되면 결국 치아 발치가 유일한 치료인 상태가 될 것입니다. 현명한 환자는 정기검진을 통한 예방관리에 힘써야 합니다.

환자들은 치과에 내원하여 발치를 권유 받게 되면 해당 의료진에 대한 불신을 품고 과잉진료라는 의심을 가지게 되는 경향이 매우 큽니다. 진단 결과 치아 발치가 유일한 치료가 되는 경우에는 빠른 발치가 정답이 될 것입니다. 40대 이상에서 치아를 발치하게 되는 90%의 원인은 풍치나 잇몸의 만성 염증에 의한 치아주위 조직이 무너져서 치아가 흔들리게 되어 저작 시 통증이 유발되는 경우이고, 나머지 10%는 깊은 충치와 치아 뿌리의 파절 그리고 3도 이상의 퍼케이션(furcation: 치근분지부) 질환 등이 차지합니다. 해당 경우에는 발치가 미뤄질수록 치아주변조직 특히 잇몸뼈의 소실이 점점 더 많아지기 때문에 추후에 시간과 비용이 더 필요한 치료가 불가피하게 됩니다.

한번은 치아 주변 조직이 망가져서 흔들리는 치아로 인해 저작 시 통증이 유발되고 노란 농(pus, 고름)과 함께 잇몸이 많이 부어서 내원한 신환분이 계셨습니다. 그 환자에게 말했습니다.

"환자분, 치료를 너무 미루셔서 안타깝게도 어떠한 방식으로도 치아를 살릴 수가 없습니다. 건물을 지탱하는 땅이 무너지면 건물 또한 살릴 수 없는 것처럼, 이미 잇몸뼈가 염증으로 인하여 무너져버려서 발치 후 임플란트가 유일한 치료입니다."

그러자 그 환자가 거센 톤으로 말했습니다.

"이 치과에 처음 왔는데 발치를 권하다니요? 과잉진료 하는 것 아닙니까?"

진료실에서 자주 겪게 되는 대화입니다. 무조건 발치를 권한다고 과잉진료가 아닙니다. 이 환자는 이미 감염이 되어 살릴 수 없는 치아를 발치하고 잇몸뼈를 보전한 후 임플란트를 빠른 시일 내에 식립하는 것이 유일한 치료방법이었습니다. 충분한 벽돌이 있어야 나사를 심을 수 있는 것처럼, 잇몸 뼈의 충분한 폭과 높이(quantity) 그리고 적절한 질(quality)이 있어야 임플란트를 식립할 수 있습니다. 질환으로 인하여 잇몸뼈가 임플란트를 식립할 수 없을 정도로 파괴되면 뼈이식을 통한 잇몸뼈를 재건하느라 더 복잡하고 큰 시술로 확대가 되는데, 이로 인해 임플란트 준비 기간만 1년이 넘게 걸릴 수 있습니다.

치아 발치를 권할 때에는 이처럼 환자들에게 발치의 이유를 충분하게 설명하고 증거를 제시하는 것이 우선이 되어야 합니다. 환자 입장에서는 교과서적으로 발치를 할 수밖에 없는 치아라면 그 증거를 잘 설명해주는 치과를 고르는 것이 맞습니다.

환자들은 진료비에 대한 부담을 느끼고 있습니다. 현명한 환자는 저렴한 비용의 정기검진을 하지 않는 잘못된 관행을 버려야합니다. 정기검진을 통해 예방관리를 하여 초기에 발견된 질환을 제때 치료하는 것이 진료비 부담을 덜고 향후 기대되는 치료비용을 현저하게 줄이는 방법입니다.

치과마다
충치 개수가 다른 이유

"타 치과에서는 충치 두 개 치료받으라고 하던데요."

"이 충치는 활성이 미약해서 치료할 필요가 없고 관리를 잘 하시면 됩니다. 하지만 관리에 자신이 없고 정기검진을 통해 확인할 자신이 없다면 치료하세요."

"치과마다 충치가 다르게 나오다니 어째서 이런 일이 생기죠?"

충치진단 시 자주 생기는 환자와의 대화입니다. 치과마다 충치 진단 개수가 다르기 때문에 여러 곳에서 진단을 받아본 환자는 당혹스러울 수밖에 없습니다. 그 중 충치 개수를 더 많이 진단한 치과를 과잉진료 치과로 오해하는 일이 생깁니다. 사실, 필자도 치과의사가 되기 전에는 충치 개수를 많이 진단하는 치과를 과잉진료하는 치과라고 박제하고 오해한 적이 있습니다.

충치의 경우 진단하는 의사의 진료철학과 기준이 크게 작용합니다. 충치는 정지된 우식과 진행하고 있는 우식으로 분류됩니다. 충치의 활성이 미약한 충치를 정지된 우식이라고 하고, 활발하게 활성이 있는 충치를 진행하고 있는 우식이라고 합니다. 따라서 정지된 우식을 포함하느냐, 포함하지 않느냐에 따라서 충치의 개수가 달라지게 됩니다. 충치는 역동성이 있습니다. 정지된 충치도 양치, 관리가 소홀하면 진행성이 될 수 있습니다. 때문에 치과의사는 환자의 정기검진이나 관리 성향을 파악하여 정지된 우식을 초기에 치료할지, 진단에서 제외시킬지를 진료철학에 따라서 결정하게 됩니다.

초기 충치는 통증이나 깨짐이 없기에 아무렇지 않게 방치됩니다. 초기에 치료하지 않은 충치는 우식의 활성으로 커지게 되며 결국 통증을 유발하게 됩니다. 충치를 무관심하게 방치할 경우 신경치료나 심할 경우 발치를 해야 하는 일이 생깁니다. 그래서 평소 정기검진을 통해 충치 치료는 조기에 하는 것이 좋습니다. 충치의 진행은 3 단계로 나뉩니다.

① 법랑질 충치

충치의 가장 초기단계로 치아 최외각쪽의 얇고 뼈보다 단단한 층인 법랑질에만 충치가 이환된 상태입니다. 법랑질에는 신경이 없기에 통증이 느껴지지 않습니다. 이때는 정기검진을 통한 충치 활성의 확인과 평소 양치 습관을 기르는 것만으로 충치 진행을 멈출 수 있습니다. 정기검진과 관리에 자신이 없다면 치료를 하는 것이 중요합니다.

② 상아질 충치

상아질은 치아의 대부분을 이루는 법랑질 속 비교적 무른 층으로, 노란빛을 띄는 구조에 충치가 진행된 상태입니다. 이 층은 치아속 신경과 교통을 하기 때문에 대부분의 경우 뜨거운 물이나 차가운 물 등의 외부 자극에 통증이 느껴지게 됩니다. 무기질이 대부분인 법랑질에 비해 유기질의 비율이 더 많은 이 층은 충치가 비교적 쉽고 빠르게 넓어지기 때문에 반드시 초기에 치료를 해야 합니다.

③ 치수염 충치

치아의 깊은 중심부의 신경이나 혈관이 위치한 곳이 치수인데 이곳까지 충치가 진행된 상태입니다. 치수까지 충치가 이환되면 밤에 잠을 이루지 못할 정도의 심한 통증이 생기게 됩니다. 이때는 오염된 치수를 제거하는 신경치료를 해야 합니다. 신경치료의 성공률은 100%가 아니기 때문에 심한 경우에는 발치를 해야 합니다.

크게 나눈 세 분류 중 명확히 치료해야 할 충치로 진단 내리기 힘든 것이 바로 법랑질 충치, 곧 초기 충치입니다. 예방적 관점에서 적극 치료를 권하는 치과의사도 있지만, 치료를 하지 않고 정기검진을 통해 지켜보자는 치과의사도 있습니다. 그렇기 때문에 치과의사마다 진단 내리는 충치 개수가 다르게 됩니다. 상아질 그리고 더 깊은 치수까지 이환된 충치는 고민하지 않고 치료를 적극 권장하게 됩니다.

필자는 초기충치 환자나 활성이 미약한 멈춘 충치 환자에게 분명하게 당부 드리고 있습니다.

"정기검진을 6개월마다 꼬박꼬박 와서 충치의 진행 상황을 확인하고 양치를 제대로 해서 관리를 철저하게 한다는 전제 하에 이 초기충치는 정지우식으로 치료하지 않습니다. 하지만 만약 관리가 되지 않거나 정기검진을 지키지 않는다면 멈춘 충치와 초기충치도 치료해야 할 대상으로 포함시키고 있습니다."

흔히, 치아에 생긴 자연스러운 변색을 충치로 진단하는 일이 생기곤 합니다. 변색과 충치는 정확히 감별을 해야 합니다. 커피를 플라스틱 컵 안에 오래 담아두면 변색이 되는 것처럼 치아 또한 외부 변색이 올 수 있습니다. 따라서 변색을 충치로 포함시켜서 치료대상으로 넣게 된다면 과잉진료라는 오해에서 피할 수가 없게 됩니다. 변색과 충치를 감별하는 방법은 건조를 시켜서 확인하는 방법, 탐침으로 긁어보는 방법, 충치 진단기로 확인해보는 방법 등이 있습니다.

최근에는 충치의 활성을 객관적으로 진단할 수 있는 장비가 나와서 정확한 검사가 가능합니다. '정량광형광기'라는 장비를 이용하면 충치의 활성 정도를 수치화 가능해지기 때문에 명확하게 치료해야 할 충치를 감별해낼 수 있습니다. 필자의 경우, 이 장비를 이용하여 확실하게 치료해야할 충치를 감별해내고 정밀하게 진단을 내리고 있습니다. 이 검진 결과에 근거해 충치 활성에 대한 정확한 정보로 진단을 내리기 때문에 불필요한 진료를 피할 수 있게 되었습니다.

현명한 환자들은 재투자를 통해 항상 신기술과 객관적인 장비를 이용하여 진단하는 치과를 찾아보는 것이 어떨까요?

구강 질환을 예방하는
스케일링

"양치를 열심히 하는데 스케일링 꼭 받아야 하나요?"
"진동과 시린 통증 때문에 스케일링 받고 싶지 않아요."
"스케일링을 하면 이가 깎이는 것 같아서 싫어요."

환자들의 스케일링에 대한 반응입니다. 스케일링은 구강 내 양치를 통해 제거되지 않는 세균을 없애는 예방차원의 치료로서 건강보험 적용을 받고 있어서 부담 없이 받을 수 있는 시술입니다. 구강내 치아 표면에는 자연스럽게 세균층이 쌓이게 되며 양치로 제거되지 않는 세균막(biofilm)을 형성하고 세균의 집락인 플라크(plaque)를 이루게 됩니다. 플라크(plaque)는 곧 구강내에 음식 잔여물과 침이 섞여 만들어진 치태를 말하는데, 이 치태가 점차 구강내 칼슘에 의해 석회화가 되어 우리가 흔히 아는 단단한 치석이 됩니다.

스케일링의 목적은 칫솔질로 제거되지 않는 치태와 치석을 초음파나 수기구로 제거하여 세균을 박멸함으로써, 잇몸 염증의 발생 또는 세균으로 인해 발생한 염증의 원인을 제거하여 치유를 도모하는 것입니다. 스케일링은 초음파 진동으로 치아에 단단히 붙어있는 치석을 떨어뜨리는 것이지 치아를 깎아내리는 작용은 전혀 없습니다. 사람들이 음식점에 가면 식당의 위생 상태를 철저하게 보는 경향이 있는 것처럼 치과의사는 환자의 구강내를 볼 때 치아뿐 아니라 치아 주변 조직과 치태 등을 꼼꼼하게 보게 됩니다.

치태와 치석에 의해 치아 주변조직의 질환이 유발되고 치주염이 발생한다는 점을 유의해야합니다. 이미 설명한 것처럼 치석은 세균 덩어리로 독성 대사물질을 뿜어내어 치아주변 조직에 염증을 일으키게 됩니다. 치주염이 전체적으로 발생하여 만성적인 잇몸뼈와 조직의 소실이 일어나는 것을 '풍치'라고 불리며, 이렇게 소실된 잇몸뼈가 결국 치아를 지지하지 못해 치아의 흔들림과 변위(틀어짐)를 통한 통증을 유발합니다. 이것이 중장년층에서 치아를 발치하게 되는 가장 큰 원인입니다. 교과서적으로는 치석이 발생하는 주기가 6개월로 되어있지만, 스케일링 주기는 부정교합의 유무, 환자의 관리습관,

흡연, 음주, 예전 치과치료 히스토리 등 여러 요소에 의해 6개월보다 짧아질 수 있습니다.

정기검진을 통해 스케일링을 받는 것은 치주염을 예방하는 데 큰 의의가 있습니다. 상당수 환자들은 스케일링의 필요성에 공감하지만 스케일링을 받은 후의 일시적인 시림현상 또는 막연한 두려움 때문에 꺼리게 됩니다. 스케일링 후 세 가지 불편감에 대해 정확한 이해를 해야 합니다.

첫째는 시린 증상입니다. 치석이 치아와 뿌리 주변을 단단하게 감싸고 있다가 스케일링에 의해 제거하면 한겨울에 맨몸으로 노출된 것과 같은 원리로 시린 증상이 생깁니다. 이 증상은 오랜만에 노출된 치아부위가 강화가 되면서 호전됩니다.

둘째는 잇몸이 내려가 보이는 것입니다. 치석과 세균에 의해 발생한 치아 주변 염증은 띠같이(band-like) 부어 있는 경우가 많으며, 혈관이 많은 염증 조직이 발생하여 출혈이 발생하게 됩니다. 스케일링을 받고 나면 잇몸의 부종이 사라지기 때문에 잇몸이 내려간다는 착각을 일으키게 됩니다. 다만, 잇몸에 발생한 염증을 오래 방치하게 된다면 잇몸뼈와 치아주변 조직이 감염에 의한 파괴가 발생하므로 진성 잇몸퇴축을 일으키게 됩니다.

셋째는 치아가 벌어져 보이는 것입니다. 본래 떨어져 있는 두 건물 사이를 연결하고 있는 벽돌을 제거하게 되면 두 건물이 벌어져 보이는 것처럼, 치아 사이의 치석을 제거 하면 공간이 발생하여 벌어져 보이는 것입니다. 실제로 치아가 벌어지는 것은 아닙니다.

스케일링에 대한 막연한 두려움은 필자도 충분히 이해합니다. 하지만 스케일링 후 발생하는 불편감이 주는 리스크보다 정기적인 스케일링을 받음으로써 얻을 수 있는 예방적 이익이 더 크기 때문에 정기 스케일링을 받으시는 것을 적극 권장합니다.

구강은 우리 몸에서 유일하게 볼 수 있는 장기기관이고 온몸과 연결이 되어 있습니다. 구강내 세균들이 구강내에서만 작용하는 것이 아니라는 점을 잘 기억해야합니다. 연구에 따르면 구강내 세균이 뇌졸중과 성기능감소, 당뇨병, 심혈관질환, 유산 등 많은 질환들을 악화시키는 요인으로 작용하고 있다는 것을 알 수 있습니다.

이는 병소감염이론(focal infection theory)에 근거한 것입니다. 이 이론은 구강내 세균들에 의해 발생한 염증으로 세균이 혈관의 혈류를 타고 심장으로 가면서 온몸으로 퍼지게 되어 많은 이차적인 감염을 일으킨다는 것입니다. 특히나 구강내 세균들이 패혈증(sepsis)의 위험을 높일 수 있다는 것은 많은 연구에서 잘 알려진 사실입니다. 따라서 정기검진과 스케일링의 중요성은 아무리 강조해도 지나치지 않습니다.

"싼값으로 임플란트를 하려다가 낭패를 당했어요. 싼 게 좋은 것
아닌가요?"

한 환자의 말입니다. 임플란트 가격은 비보험 치료이기 때문에 치
과마다 가격이 상이합니다. 저렴한 가격이 무조건 나쁘다고 볼 순 없
지만, 저렴한 가격을 내세워서 환자 유인을 하는 곳은 경계할 필요가
있습니다. 확고한 진료 철학과 올바른 치료를 내세우는 치과에서는
더 좋은 임플란트와 재료를 사용하고 술식 또한 원칙적으로 하기 때
문에 합리적인 가격 이하로 저렴해질 수 없다는 것을 현명한 환자들
은 명심해야 하겠습니다.

필자가 방송 매체에 출연하여 여러 사례들을 소개하면서 환자들에게 주의를 당부한 적이 있습니다.

"비합리적으로 저렴한 가격의 임플란트 수술비용을 내세워 SNS에서 불법 광고를 하는 곳들을 우리는 흔하게 볼 수 있습니다. 그런 병원의 경우 환자들을 끌어들이고 수술을 한 후 사후 책임을 지지 않고 폐업을 하는 불법사무장병원인 경우가 많으니 주의해야합니다."

임플란트는 비싼 재료와 까다로운 술식 그리고 향후 유지관리가 힘들기 때문에 치과치료 중 비싼 축에 속합니다. 풍치나 다른 이유들로 치아를 상실한 중장년층의 경우 임플란트의 필요성을 알고 있지만 가격 부담 때문에 수술을 망설이고 있습니다. 임플란트의 종류와 환자 상황 그리고 수술 방법에 따라 다르겠지만, 제대로 된 재료와 수술을 행한다는 전제 하에 합리적인 임플란트 시술 비용은 120만원에서 최대 500만원까지입니다. 참고로, 만 65세 이상 건강보험 가입자는 1인당 평생 2개의 임플란트 혹은 악당 1개의 틀니를 본인 부담금 30%로 저렴하게 시술 받을 수 있습니다.

이 있습니다.

첫째, 임플란트 종류

자동차는 브랜드와 모델에 따라서 가격이 다양합니다. 이처럼 임플란트 또한 국산 임플란트와 외산 임플란트가 있고 브랜드 또한 다양하기 때문에 가격이 다양하게 책정됩니다. 유명 브랜드와 외산 임플란트의 가격이 임상적인 연구 자료가 많은 만큼 치료의 예지성이 뛰어나기 때문에 가격이 높을 수밖에 없습니다. 하지만 임플란트 역사가 20년이 넘어가고 있는 현재에는 국산 임플란트 브랜드 또한 충분한 임상연구 자료가 있기 때문에 무조건 외국 유명 브랜드를 선택할 필요는 없습니다.

둘째, 뼈이식 여부

건축을 할 때 이미 존재하는 단단한 지반 위에 그대로 건물을 올릴 것인지, 약하거나 망가진 지반을 단단하게 만드는 작업을 한 후에 건물을 올릴 것인지에 따라 비용이 다르게 나옵니다. 지반을 튼튼하게 하는 공사를 하는데 추가 비용이 들기 때문입니다. 임플란트도 마찬가지라고 보시면 이해하기 쉽습니다.

치아주변조직 잇몸뼈 속의 염증이 퍼져서 잇몸뼈가 망가지기 전 충분한 양질의 잇몸뼈를 보존한 상태에서 치아를 발치를 한 후 임플란트를 심는 경우에는 잇몸뼈를 만드는 뼈 이식 작업이 불필요하기에 비용이 상대적으로 저렴합니다. 이에 반해, 치료를 미루면서 발생한 만성적인 염증에 의해 임플란트가 들어갈 뼈가 사라질 정도로 잇몸뼈의 소실이 심해져서 뼈이식을 통해 잇몸뼈를 단단하게 만들고 난 후 임플란트를 심어야하는 경우에는 뼈이식(윗턱에서는 상악동거상술이 필요.)을 하기 때문에 비용이 그만큼 커지게 됩니다.

뼈이식 재료 또한 많은 브랜드와 종류가 있습니다. 좋은 뼈이식 재료일수록 더 나은 뼈 형성 예후를 보인다는 것은 의료진이라면 잘 알고 있습니다.

셋째. CT   장비

치과에서도 환자들의 현재 잇몸 뼈 상태를 3D로 확인할 수 있는 CT를 많이 활용하고 있습니다. 진단과 임플란트 모의수술을 통한 임플란트 식립수술을 보다 정확하게 하기 위한 필수적인 촬영입니다. 요즘은 치과마다 CT를 대부분 갖추고 있기 때문에 어디서든 수술부위에 대한 정보를 쉽게 얻을 수 있습니다. CT 사진 촬영을 통한 진단과 치료계획 수립에는 많은 시간과 노력이 들어가기 때문에 비용이 발생합니다.

보통 임상적인 경험이 풍부하고 실력이 있는 의료진의 임플란트 수술 비용이 상대적으로 높지만 최근에는 전체적으로 임플란트 수술 비용이 하향되고 있는 추세입니다. 하지만 비합리적으로 지나치게 싼 임플란트의 경우 불법 사무장 병원이나 공장형 치과로 의심을 해야 합니다. 같은 초밥이라도 쉐프의 경험과 인지도에 따라 가격이 다른 것을 비교해 보신다면 이해가 쉬울 수 있습니다.

임플란트의 평균 수명은 10년으로 측정하고 있지만 환자 본인의 관리유무와 영양 그리고 전신질환 상태에 따라 길어지거나 단축이 됩니다. 치아를 상실할 정도로 50년 동안 길들어진 잘못된 관리 습관을 유지한다면 임플란트의 수명은 1/10인 5년 정도가 될 수밖에 없습니다. 치과마다 정기검진과 스케일링을 강조하는 이유가 임플란트 수명 연장에 도움을 주기 위해서입니다. 그리고 환자를 치료하게 된다면 의료진들은 책임감이 생기기 때문에 사후보장 기간을 두게 됩니다. 사후보장 기간의 유무에 따라 임플란트 치료비용이 달라질 수 있습니다.

이러한 5가지 요인으로 임플란트 가격이 치과마다 상이합니다.

현명한 환자는 임플란트가 싸다고 해서 무조건 좋은 게 아니라는 것을 이해하시고, 적정한 가격으로 좋은 재료와 안전한 수술로 본인 몸을 소중하게 다뤄야 할 것입니다.

연령별
치과 건강보험 혜택

많은 분들이 보험 적용을 받고 저렴하게 치료를 받을 수 있음에도 모르고 지나치는 경우가 있습니다. 치과치료에는 특정 연령에만 건강보험이 특별하게 적용되는 항목이 있습니다. '아는 것이 힘이다'라는 말처럼, 연령별 치과 건강보험 혜택을 이해한다면 치료비용을 절충할 수 있습니다.

입니다.

영유아 검진은 생후 14월부터 71개월까지 총 8차로 이루어져 있습니다. 이 가운데 구강검진은 3회(1차: 18~29개월, 2차: 42~53개월, 3차: 54~65개월)실시하고 있습니다. 그런데 보건복지부에 따르면, 2022년 상반기부터 구강검진 회수를 3회에서 4회로 확대할 예정입니다. 1차: 18~29개월, 2차: 30~41개월, 3차: 42~53개월, 4차: 54~65개월로 확대될 예정입니다.

② 만12세 이하: 복합레진 충전치료

만 12세 이하라면 영구치에 충치가 발생한 경우 광중합형 복합레진 치료 보험혜택을받을 수 있습니다. 광중합형 복합레진 충전치료는 충치를 제거한 후에 치아색과 유사한 복합레진 재료로 채우는 치료입니다. 단, 유치와 충치가 아닌 외상에 의한 치아파절 그리고 신경치료가 동반되는 경우는 건강보험 적용이 되지 않음을 유의해야 합니다.

③ 만18세 이하: 치아 홈 메우기

치아의 씹는 면의 깊은 홈을 치아색과 유사한 재료(Sealant)로 메우는 시술입니다. 치아의 홈(groove)에 음식물이 끼게 되고 세균이 번식하기 쉬운 상태에서 충치가 유발되는 경우가 많습니다. 깊은 홈을 실란트(sealant)로 메워주어 식편압입(음식물이 치주조직 내로 끼는 현상)과 세균번식이 쉬운 환경을 사전에 차단하는 치료입니다. 좌우 위아래 어금니 총 8개의 영구치가 건강보험 적용을 받을 수 있습니다. 만약, 재치료가 필요할 경우에는 2년 경과후에 다시 건강보험 혜택을 받을 수 있습니다.

스케일링은 치주질환의 원인이 되는 치태와 치석을 제거하는 예방과 치료입니다. 만18세 이상 모든 성인들의 경우 스케일링은 연 1회 건강보험 혜택을 받을 수 있습니다. 임산부는 면역기능과 호르몬 수치 변화로 구강내 세균 수와 종류가 바뀌게 됩니다. 이 과정에서 잇몸에 염증이 자주 생기고 붓기(Swelling)가 쉽습니다. 임신 중 잇몸병이 조산이나 저체중아 출산의 위험을 높이고 있기 때문에 적극적인 관리를 해야 합니다. 일반적으로 임신 2기(4~6개월)에 집중적인 관리를 할 수 있습니다. 임산부는 건강보험이 적용되는 진료비 중 20%만 부담하면 됩니다.

⑤ 만 65세 이상: 임플란트와 틀니

가장 큰 비용이 나오는 임플란트는 만 65세 이상이면 본인부담률 30%로 평생 2개 임플란트를 건강보험 적용 혜택을 받을 수 있습니다. 단, 치아가 전혀 없는 무치악의 경우 건강보험 적용을 받을 수 없으며, 뼈이식 등이 필요한 경우에는 비보험 추가 비용이 발생합니다.

완전 무치악, 부분 무치악 틀니의 경우 7년마다 상·하악 각 1회에 한하여 전체 틀니 또는 부분 틀니 제작 시 건강보험 혜택을 받을 수 있습니다.

연령별 특별한 건강보험 혜택들 잘 이해하고 있다면 치과 진료비용 절감에 도움이 되실 수 있습니다.

PART **2**

:

치주 질환이
만병의 근원이다

음식을 섭취하면 소화기관(Digestive System)인 구강을 통해 들어간 후 식도와 위장 그리고 소장, 대장이라고 불리는 장기(Organ)을 거쳐서 변으로 나옵니다. 구강은 몸 안의 장기 중 유일하게 눈으로 볼 수 있는 곳입니다. 이처럼 구강은 온몸과 연결이 되어 있기 때문에 구강 내의 치주질환이 구강 내를 넘어서 전신적으로 영향을 미칠 수 있고, 반대로 전신질환이 구강내에 영향을 줄 수 있다는 것을 알 수 있습니다. 치주조직의 염증 물질과 치주 병원균이 혈관을 통해 이동하면서 전신적인 반응을 일으킬 수 있습니다.

치주질환을 일으키는 대표적인 세균들인 구균(충치균), 간균, 연쇄구균, 잇몸균(나선균), 방선균 중 나선균은 암(Cancer)과 관련이 높습니다. 단백질 분해효소 독소를 분비함으로써 암세포의 악화 그리고 전이에 관여합니다. 치주병원균으로 발생한 잇몸조직의 염증에 의해 앞서 언급한 세균들이 혈관들을 타고 온몸으로 퍼진다고 생각해본다면, 이보다 끔찍할 수가 없을 것입니다.

2017년, 이재홍 원광대학교 치과대학교 대전부속치과병원 교수는 약 100만명에 이르는 국민건강보험공단 빅데이터를 활용한 '치주질환과 암과의 연관성' 연구결과를 발표했습니다. 이 연구는 100만명 데이터 중 20세 이상, 치주질환과 암 진단 여부 등을 조건으로 37만명을 대상으로 진행되었는데, 그 결과 치주질환 환자는 6.1%, 비치주질환자는 5.4%가 암 판정을 받아 치주질환 환자에서 암 발병률이 높아지는 것으로 확인하였습니다. 성별로는 남성은 1.16배, 여성은 1.09배 암 발병 위험도가 증가했다는 결과를 확인할 수 있었습니다.

이처럼 구강 균이 온몸에 퍼지면서 여러 종류 암을 유발시키고 있습니다. 하나씩 알아보도록 하겠습니다.

첫 번째로 식도와 위에 암을 발생시키고 있습니다. 구강내의 세균이다 보니 가장 크게 영향을 미치는 부위가 식도와 위입니다. 미국 보스턴 하버드 보건대학원 연구팀이 여성 약 9만8000명, 남성 약 4만9000명을 대상으로 진행한 연구에서 치주질환자 연구대상의 238명이 위암에, 그리고 199명이 인후암에 걸린 것을 확인할 수 있었습니다. 연구팀은 이렇게 설명했습니다.

"치주질환을 앓은 사람은 건강한 사람보다 위암 발생률이 52%, 인후암 발생률이 43% 높았다. 또한 치아가 두 개 이상 빠진 사람은 그렇지 않은 사람보다 위암 발생률이 33%, 인후암 발생률이 42% 증가했다."

소홀한 구강관리에 의해 크게 증식되는 세균들이 식도, 위로 퍼져나가며 암(Cancer)을 일으키게 됩니다. 특히나 위암의 원인균인 헬리코박터균은 잇몸에 서식할 수 있기에, 이 균을 제거할 때는 잇몸 치료를 병행하는 것이 좋습니다.

두 번째로 췌장 암을 발생시킵니다. 췌장암이 발생하는 명확한 원인은 밝혀지지 않고 있지만 병에 이환된다면 극심한 통증과 더불어 5년 생존율이 10%밖에 되지 않는 무서운 질병입니다. 얼마 전 2002년 한일월드컵 4강 주역인 유상철 감독이 췌장암으로 유명을 달리한 경우를 찾을 수 있습니다.

미국 국립암연구소와 미국 암학회지가 10년 간 14만명을 추적해서 조사한 결과로 구강내 균이 췌장암과 관련이 있다고 밝혔습니다. 또한, 〈미국의사협회지(JAMA)〉에는 치주질환을 일으키는 대표적인 세균 P. 진지발리스(P.gingivalis)가 췌장암 발병률을 높인다는 연구

결과가 발표되었습니다. 존스홉킨스 대학교수 클라인(Alison Klein) 박사가 진행한 실험연구에서 비슷한 조건(나이, 성, 사회적 지위 등)의 사람 351명의 췌장암 환자의 타액에서 DNA를 추출한 후 타액 DNA를 비교한 결과, 명확한 결론을 내릴 수 있었습니다.

"치주 질환을 일으키는 대표적인 세균인 P. 진지발리스(P.gingivalis)가 있으면 췌장암에 걸릴 위험이 59% 높아졌다. 이와 더불어 또 다른 치주질환 세균인 A.액티노미세템코미탄스(A.actinomycetemcomitans) 역시 췌장암에 걸릴 위험을 최소 50% 이상 높인다."

구강내 세균이 혈액을 타고 들어감으로써 발생하는 몸의 방어 작용인 염증 반응으로 생긴 물질이 췌장암을 일으키는 유력한 인자로 전문가들은 여러 연구 자료를 통해 확인할 수 있습니다.

세 번째로 대장암을 일으킬 수 있습니다. 치주질환이 있는 사람은 그렇지 않은 사람보다 대장의 톱니 폴립(serrated polyp) 발생률이 17% 높고, 선종(Adenoma)의 발생률은 11% 높습니다. 더 나아가 구강의 충치균이 대장암 세포를 잘 자라게 합니다. 미국 컬럼비아대 치대 미생물학과 연구진은 이렇게 말했습니다.

"대장암 환자 중 3분의 1은 구강에 충치균(Fusobacterium nucleatum)이 있으며, 이런 경우 대장암이 훨씬 공격적으로 진행된다."

대장암 발생에 관여하는 구강세균이 새로 발견되고 있습니다. 일본 가고시마대학과 오사카대학 공동연구팀은 4종류의 구강세균이 대장으로 이동해 직장결장암 발생은 물론 진행에도 관여할 수 있다고 국제학술지 〈캔서(Cancers)〉에 발표했습니다. 이 연구팀 또한 말했습니다.

"직장결장암환자의 구강위생상태가 나쁘게 나타났다. 구강내 관리와 치과치료, 식사를 통한 구강세균총 관리로 구강에서 위장 속으로의 세균 이동을 억제하면 직장결장암을 예방할 수 있다."

네 번째로 폐암을 일으킵니다. 대표적인 구강내 세균인 액티노마세템코미탄스(AA균)가 폐로 침투함으로써 폐암을 발생시킬 수 있다는 연구 결과는, "폐에는 세균이 없겠지"라는 선입견을 바꿔놓았습니다. 이 균은 면역체계(Immune System)를 불안정하게 만드는 단백질을 생성해 신체에 있는 염증과 반응합니다. 이 균이 폐에 침투할 경우 폐의 감염을 발생시키고, 심할 겨우 폐암을 일으키게 됩니다.

심뇌혈관 질환을 일으키는 치주질환

원장: "어르신, 구강 내 잇몸관리를 잘 하시면 심뇌혈관 질환 예방 과 악화방지에 도움이 됩니다."

환자: "임플란트를 하고 싶은데 뇌졸중과 심장 스텐트 수술을 한 경험이 있습니다. 그런데 구강내 관리와 심뇌혈관 질환이 연관이 된다는 말은 금시초문이네요."

원장: "치주질환이 심뇌혈관 질환을 발생시킬 수 있고 악화시킵 니다."

고령화사회가 됨에 따라 치과를 방문하는 중장년층이 늘어나고 있는데, 많은 분들이 하나 또는 그 이상의 전신질환 관리를 받는 경우가 많습니다. 그런데 치과치료는 구강 내만 치료하고 신경 쓰면 된다는 선입견을 가진 대부분의 환자들은 깜짝 놀랍니다. 구강내 치주질환이 심장은 물론 뇌까지 영향을 미친다는 사실을 믿기 힘들기 때문입니다.

우리나라 사람의 사망원인의 2위가 심장질환, 3위가 뇌혈관질환으로 알려져 있습니다. '침묵의 암살자'라고 불릴 만큼 심각한 심뇌혈관 질환은 치주질환의 원인균에 의해 악화될 수 있습니다. 치주의 병원균이 구강내에서 혈액을 따라 온몸을 순환하며 발생된 혈전이나 염증물질이 심장과 뇌의 혈관을 크게 악화시키게 됩니다. 이에 대한 역학적 연구들이 꾸준히 진행되고 있습니다.

먼저, 치주질환과 심장질환의 연관성에 대해 알아보겠습니다. 1989년 핀란드의 마이라 박사는 '치주 질환과 급성 심근경색의 관계'라는 논문을 발표하며 치주질환과 심장질환의 연관성에 대해 강조했습니다.

"치주질환이 있는 사람은 그렇지 않은 사람과 비교할 때, 심근경색에 걸릴 확률이 30%나 높다."

2007년 미국과 영국 합동연구팀 또한 치주질환 환자 120명을 조사한 결과, 치주질환자에서의 심근경색 발병 위험이 건강한 사람보다 약 2배 높다는 연구결과를 보고했습니다.

"관상동맥으로 전이된 치주원인균들에 의해 생성된 혈전이나 염증물질이 혈관의 비후화와 같은 관상동맥 경화증을 유발함으로써 심혈관 건강을 크게 악화시킨다."

2013년 미국 컬럼비아대학 연구팀이 〈미국심장 협회보〉를 통해 발표한 연구 결과도 잇몸 건강 상태를 높이면 동맥경화 등 심혈관질환의 발병이나 진행을 늦출 수 있음을 보여주고 있습니다. 이와 함께 2014년 4월에 스웨덴 웁살라 대학 연구팀은 잇몸출혈, 치아 손실 등의 치주질환이 고혈압, 높은 콜레스테롤 수치와 같은 심혈관질환을 일으키는 위험 인자와 높은 연관성이 있다고 발표했습니다. 39개국의 심근경색, 협심증을 앓는 관상동맥질환 환자를 대상으로 구강 건강과의 연관성을 조사한 결과 연구팀은 다음과 같은 결론을 내릴 수 있었습니다.

"관상동맥질환 환자의 25%가 잇몸출혈 증세가 나타났고, 41%는 남아 있는 치아가 15개 미만이었다. 그중 16%는 치아가 하나도 없었다."

혈액 내의 C반응성단백(C-reactive protein, CRP)은 동맥경화증의 원인으로 심혈관계 질환의 위험성을 알려주는 인자로 알려져 있습니다. J 치과의사가 경기도 안산지역 주민을 대상으로 1198명을 대상으로 연구를 진행한 결과, 심한 치주질환 환자에서 높은 C반응성단백의 수치를 확인할 수 있었습니다. 이를 통해, 치주질환과 C반응성 단백의 연관성을 확인함과 동시에 치주질환이 심혈관계 질환을 유발하거나 악화시킬 가능성이 있다는 것이 밝혀졌습니다.

다음, 치주질환과 뇌혈관질환의 연관성에 대해 알아보겠습니다. 뇌혈관질환의 대표적인 것으로 뇌졸중을 들 수 있습니다. 뇌졸중은 상당기간 뇌혈관에 장애가 발생한 경우로 감각이상, 언어장애, 안면신경마비, 운동장애, 호흡곤란 등을 발생시키고 심할 경우 사망에까지 이르게 합니다. 암에 이어 사망률 2위로 알려져 있으며 2004년 기준 인구 100,000명당 70.3명의 이환율과 전체 사망 원인의 13.9%를 차지할 정도로 무시할 수 없는 질환입니다. 이미 발생한 경우에는 대증적인 약물 치료만이 가능하기 때문에 예방이 가장 중요합니다.

2000년 미국 버팔로대학 연구팀은 〈내과학〉에서 치주 질환을 앓고 있는 사람은 뇌졸중의 흔한 증상인 동맥폐색으로 인한 뇌졸중 위험이 커진다고 밝혔습니다. 이 연구팀은 25세부터 75세까지 남녀노소 9962명을 대상으로 구강 상태를 연구했습니다. 연구를 수행한 이 대학의 티에지 안 후 박사는 이렇게 주장했습니다.

"치주질환은 흑인과 비흑인, 남성과 여성 모두에게서 뇌혈관 질환의 위험을 높이는 것으로 나타났다. 치주질환과 뇌졸중 간의 상관관계는 치주질환과 심장질환간의 관계보다 더 확실하다."

이 연구 결과에 따르면, 치주질환은 동맥이 막혀 발생하는 뇌졸중의 발생 또는 악화시키는 중요한 인자로 나타났습니다. 그 결과, 심한 치주질환을 앓고 있으면 질환이 없는 사람에 비해 뇌졸중 위험이 2배 이상 커진다고 규명되었습니다.

치주질환에 의해 치아개수가 상실할수록 심근경색과 뇌졸중의 위험도가 높아진다는 것 또한 놓치지 말아야 할 사실입니다. 서울대병원 순환기내과 최의근, 가톨릭대 성모병원 치주과 박준범 교수 연구팀의 조사 결과에 따르면, 치아를 1개 잃을 때마다 사망위험은 평균 2.2%, 심부전 위험은 1.6%, 뇌졸중 위험은 1.5%, 심근경색 위험은 1% 증가했다고 합니다.

잇몸균이
치매를 생기게 한다

치주질환은 국민병으로 불리고 있습니다. 치주질환은 치아를 둘러싸고 있는 잇몸에 염증이 생긴 '치은염', 잇몸뼈까지 염증이 번진 '치주염'을 말합니다. 충치와 더불어 구강내 2대 질환입니다. '풍치' 또는 '잇몸병'으로 불리는 치주질환은 치아를 감싸고 지지하는 치아주위 조직인 잇몸조직과 잇몸뼈, 치주인대 그리고 백악질의 염증으로 대부분 세균성 치태에 의해 발생합니다. 치주염으로 인하여 치아를 지지하지 못할 정도로 망가진 치아주위 조직에 포함된 흔들리는 치아는 결국 발치를 하게 되는 운명을 맞이하게 됩니다.

치주질환은 성인 중 90%가 겪고 있을 만큼 흔한 질환이며 감기보다 더 많은 환자들이 치주질환으로 인해 병원을 내원합니다. 건강보험심사평가원의 '2020년 다빈도질병통계'에 따르면 치주질환으로 병원을 방문한 환자수가 1637만여 명에 달합니다. 이는 감기 환자수 1113만여 명보다 더 많습니다. 치주질환 환자 수는 2019년에 이어 2년 연속 가장 많습니다.

치과계에서는 치주질환이 '조용하고(silent), 사회적이고(social), 예방 가능한 병(self controllable disease)'으로 '3S 병'이라고 불리지만 사람들은 치주질환 예방의 중요성을 쉽게 간과하고 있는 것이 사실입니다. 그리고 치주 질환을 구강내의 질환으로만 보고 쉽게 평가하는 것은 잘못된 인식입니다.

치주질환은 만병의 근원이 될 수 있습니다. 치주질환으로 인하여 치아를 상실하게 되면 영양섭취가 용이하지 않습니다. 그리고 치아 주변조직의 염증 세균이 혈관을 타고 온몸으로 퍼져나가면서 이미 가지고 있는 지병을 악화시킬 뿐만 아니라 없던 전신질환을 발생시킵니다. 필자는 이렇게 강조하고 있습니다.

"잘 씹지 못하면 뇌로 가는 혈류가 감소하며, 뇌 대사 활동과 신경 활동이 감소하여 인지기능이 저하됩니다. 게다가 전신 영양 공급이 불량하게 되고, 세균이 온몸으로 이동하면서 다른 조직과 기관으로 침투해 전신질환을 일으켜요."

이런 점에서 세계보건기구(WHO)는 치주질환이 병원균 감염 없이 생기는 비감염성 질환(나쁜 생활습관으로 인해 생기는 병)인 치매, 당뇨, 고혈압, 뇌졸중, 심근경색증과 밀접한 관련이 있다고 밝혔습니다. 치주질환의 예방과 엄격한 관리가 이러한 질환을 예방하는데 중요하다고 할 수 있습니다.

치주질환과 치매의 뚜렷한 연관성이 있음이 밝혀진 것은 놀라운 사실입니다. 치매는 우리나라 노인의 10명 중 1명이 앓는 질환으로 현재까지 완벽한 치료법이 없습니다. 그래서 예방하는 것이 최선의 대비법일 것입니다.

잇몸질환 원인균 'P. 진지발리스(Porphyromonas gingivalis)'가 치매의 한 유형인 알츠하이머병을 유발합니다. P. 진지발리스는 잇몸 틈에 서식해 잇몸을 붓고 아프게 하는 세균입니다. 이 세균이 혈액과 신경을 통해 온몸에 돌아다니며 각종 염증과 질환을 발생시키는 과정에서 P. 진지발리스가 뇌까지 침투하여 치매를 유발합니다. 실제로 알츠하이머병 환자의 뇌 조직을 검사한 결과 P. 진지발리스에 의해 생긴 아밀로이드베타(Aβ)가 많이 축적이 된 것이 발견되었습니다.

과연, P. 진지발리스가 치매를 유발시키는 것이 어떻게 입증이 되었을까요? 이는 일본 규슈대를 비롯한 국제 연구진의 쥐 대상 실험을 통해 진행했습니다. 연구 진행 방법은 다음과 같습니다.

- 대조군 : 정상 쥐
- 실험군 : 장 내부에 P.진지발리스를 투여한 쥐

두 쥐를 비교 대상으로 실험이 3주간 진행되었습니다. 그 결과, P.진지발리스에 감염된 쥐의 뇌혈관 표면에 아밀로이드베타를 옮기는 수용체 수가 2배 증가했고 뇌세포에 아밀로이드베타가 10배 축적이 되었음이 밝혀졌습니다. 따라서 이 실험을 통해 치주질환이 명백히 치매를 유발한다는 것이 입증되었습니다.

만성치주질환으로 인한 치아 상실 자체도 치매를 유발하는 위험요인입니다. 일본 규슈대학에서는 치아상실 개수와 혈관성 치매와의 상관관계를 연구한 논문을 발표했습니다.

"치아가 20개 있는 노인과 비교했을 때 1~9개 있는 노인은 혈관성 치매 발병확률이 81%나 높았고, 치아가 10~19개 있는 노인은 62% 높게 나왔다."

그 이유가 뭘까요? 우선, 음식을 씹는 저작기능의 저하를 원인으로 볼 수 있습니다. 저작력이 떨어지면 불량한 영양섭취로 인해 뇌기능에 좋지 않은 영향을 끼치게 됩니다. 아래턱과 위턱을 움직여 음식을 씹는 저작운동은 학습 및 기억에 중요한 역할을 하는 해마와 전두엽피질의 대뇌혈류산소량을 증가시켜 뇌기능에 좋은 영향을 줍니다.

　진료실에서 맞이하는 많은 분들이 치주질환을 대수롭지 않게 생각하고 있으며, 그 중 상당수가 근본적인 치료 대신 약을 요구하는 경우가 많습니다. 대부분 만성질환은 통증이 없이 진행되기 때문에 치과의사가 치료를 적극적으로 권하면 과잉진료하는 느낌을 주는 게 사실이며, 이런 선입견은 치과 의료진에게 큰 부담으로 작용합니다. 때문에 치과의사는 결말을 알고 있지만 치료를 적극적으로 권하는 것이 쉽지 않은 실정입니다.

　치주질환으로 인해 생기는 P. 진지발리스는 암보다 무서운 치매를 발병시키고 있습니다. 이 P. 진지발리스를 막으려면 어떻게 할까요? 칫솔질할 때 피가 나면 치주질환을 의심해볼 수 있으니 예방을 위해 철저한 구강 위생관리가 중요합니다. 양치질과 함께 구강위생보조용품인 치실, 치간칫솔, 워터픽을 사용하여 치아와 잇몸사이를 꼼꼼하게 세척해야 합니다. 올바른 양치질과 구강위생보조용품 사용으로 음식물 찌꺼기를 확실하게 제거한다면 P. 진지발리스가 생기는 치주 질환을 크게 예방할 수 있습니다.

당뇨병과
치주질환의 연관성

단것을 선호하는 서구형 식습관으로의 변화로 인해 2030세대에서 당뇨병을 가진 환자가 크게 증가하고 있습니다. 그 결과, 당뇨병을 앓는 환자들이 치주질환으로 치과에 방문하는 경우가 늘어나고 있습니다. 2가지 다른 유형이 존재하는 당뇨병은 구강 내 타액의 당분수치를 높여 세균들이 번식하기 좋은 환경을 만들어 주기 때문에 당뇨병을 가진 환자들은 치주질환에 쉽게 걸리게 됩니다.

미국 당뇨병학회에서는 "치주질환은 제6의 당뇨병합병증"이라고 합니다. 당뇨병으로 인해 생긴 합병증으로 망막증, 신증, 신경병증, 당뇨발, 동맥경화를 들수 있는데 이 다음 6번째 합병증이 치주질환입니다. 실제로 당뇨병 환자들의 치주상태가 매우 나쁘고 치아상실 비율이 많은 것을 치과 진료실에서 확인할 수 있습니다. 미국 뉴욕대 연구팀이 대규모 집단을 대상으로 실험을 했고, 그 결과를 밝혔습니다.

"치주질환 환자가 아닌 사람 중 62.9%가 당뇨 진단을 받았지만, 치주질환 환자의 93.4%는 당뇨 진단을 받았다."

당뇨환자는 정상인에 비해 치주질환에 걸린 확률이 3배 이상 높습니다. 당뇨환자는 혈당 조절이 잘 안되기에 혈액순환에 문제가 있고 이에 따라 잇몸 염증이 생겨서 잇몸이 붓고 피가 나게 됩니다. 염증반응을 일으키는 물질(IL-1β, TNF-α, IL-6)로 인해 치주질환에 걸릴 확률이 높아집니다.

이와 더불어 수분이 부족해짐에 따라 건조해진 입안에 세균이 쉽게 번식이 됩니다. 입안에는 700여 종의 세균이 3억 마리가 존재하고 있는데 이는 화장실, 하수구, 욕조에 있는 세균보다 더 많은 양입니다. 입안은 습하고 어두운 곳인데 수시로 음식물이 공급이 되면 세균이 크게 번식하게 됩니다. 입안에 생긴 세균으로 인해 사망하는 일이 생기도 합니다. 양치나 정기검진과 예방 스케일링에 소홀할 경우 나선균, 간균, 구균 등이 창궐합니다.

미국의 한 연구결과에 따르면 2000년~2008년 구강내 세균 감염에 의한 입원환자 수가 약 61,000명인데, 이 가운데 1000명중 1명이 사망했습니다. 무심코 방치한 균들이 시간이 지나면서 치주질환을 발생시키고 기저질환을 악화시킵니다. 무엇보다 당뇨병 환자는 정상인에 비해 면역력이 떨어져 있기에 각종 질환에 취약합니다. 그래서 당뇨병 환자는 치주질환이 더 빨리 진행되고 증상이 심해질 수 있습니다.

당뇨병에 의해 치주질환이 생기는 것이 분명한데 반대로 치주질환에 의해 당뇨가 생기기도 합니다. 원광보건대 치위생과 주온주 교수의 연구에 따르면, 양치를 소홀히 하면 식사하기 전의 혈당(공복 혈당)이 높아진다고 합니다. 하루 동안 양치 횟수가 2회 미만의 사람은 3~4회인 사람에 비해 혈당이 1.6mg/dL, 5회 이상인 사람에 비해 4.1mg/dL 높게 나왔습니다. 더욱이 치주질환이 있는 사람은 건강한 사람에 비해 8.6mg/dL 높았습니다. 이를 통해 알 수 있는 것은 치주질환이 고혈당을 발생시키며 이에 따라 당뇨가 생긴다는 점입니다.

당뇨병은 높은 혈당 수치를 낮추는 역할을 하는 인슐린이라는 호르몬을 분비하는 이자세포가 정상기능을 하지 못하여 인슐린 분비가 저하되는 것, 그리고 몸에서 감당가능한 양 이상의 당 섭취로 인해 인슐린의 민감도가 떨어져서 혈당을 낮추는 효과를 발휘하지 못하는 것으로 인슐린 민감도가 저하되는 것 두 가지 종류가 있습니다. 치주질환이 생기면 혈당 속의 염증 수치가 높아짐에 따라 인슐린 기능을 방해하게 됩니다. 따라서 당을 처리하는 능력이 부족한 당뇨병 환자에게 치주질환이 악영향을 미치게 됩니다.

이러한 치주질환을 치료할 경우 혈당속의 염증수치가 낮아짐으로 인해 혈당 조절에 도움이 되어 당뇨 조절이 원활하게 됩니다. 치주질환 치료를 효과적으로 하면 당화혈색소 수치가 0.27~0.48% 감소하고 대사조절이 향상된다는 연구가 수차례 보고되고 있습니다.

당뇨병과 치주질환은 양성피드백(Positive-Feedback)의 상호 상승작용을 일으키고 있습니다. 따라서 치주질환의 악화를 막기 위해 당뇨병 치료가 필요하고 또 당뇨병 치료를 위해 치주질환 치료가 요구됩니다. 혈당 조절과 구강관리를 함께 하셔야 한다는 것입니다. 그러면 치주질환으로 인해 당뇨가 생기는 것을 방지하려면 어떻게 하면 될까요? 이에 대해서 주온주 연구팀은 이렇게 강조합니다.

"칫솔질 등 지속적인 구강건강관리로 구강 내 불량인자를 감소시키면 공복 혈당 등 혈당 수치와 치주질환의 발생 가능성을 함께 줄일 수 있습니다."

치주질환자 임산부의
조산율이 높다

"임신 초기 주부인데요 치과치료를 받아도 될까요? 엑스레이 검사하는 게 아이에게 안 좋을 것 같아서 걱정이 많아요."

한 여성 환자가 상담을 요청해온 적이 있습니다. 아이를 임신한 여성 환자는 치아와 잇몸에 문제가 생겨도 선뜻 치과를 가기가 두려운 게 사실입니다. 치과치료를 할 때 마취제, 항생제, 진통제를 비롯해 방사선이 나오는 엑스레이 검사를 해야 하기 때문입니다. 특히 임신한 여성 환자는 엑스레이가 두렵습니다.

일상생활에서도 사람들은 지상에서 0.0004cGy의 방사선량을 받고 있습니다. 이에 비해 치과에서 구강 전체를 보기 위해 18장의 엑스레이 사진을 찍을 나오는 방사선량은 고작 0.00001cGY에 지나지 않습니다. 따라서 엑스레이가 태아에게 미치는 영향이 미약하지만 임신 2기를 제외한 1기와 3기에는 피하는 것이 원칙입니다. 이와 더불어 마취제, 항생제, 진통제 역시 1기와 3기 임신기에는 제한해서 사용해야 합니다.

필자는 그 환자에게 당부해줬습니다.

"치과치료는 임신 2기(14~28주)에 하는 게 좋습니다. 그때에 안전하게 치료를 받을 수 있습니다. 그러니 꼭 임신 2기 때에 치과 치료를 받아보세요. 치주질환이 임산부의 조산, 저제중아 출생률을 높이기 때문에 유의해주십시오."

평소, 구강을 건강하게 관리하는 여성도 아이를 임신하게 되면 호르몬 변화의 요인으로 충치나 치주질환이 쉽게 발생합니다. 잇몸이 붓거나 피가 나고 입 냄새가 나는 급작스러운 변화에 놀라기 쉬운 임산부들은 그 이유를 잘 숙지하는 게 필요합니다.

임신을 하면 여성호르몬인 프로게스테론과 에스트로겐의 양이 증가합니다. 이에 따라 몸의 면역력이 떨어지고 잇몸벽이 약해지면서 잇몸이 붓거나 염증이 발생하게 됩니다. 평소와 달리 적은 양의 치태가 생겨도 잇몸염증 발생이 쉬워지고 심하면 출혈이 생기게 됩니다.

이와 함께 입덧을 할 때는 위   속의 위액이 구강으로 들어와 치아를 부식   시키게 됩니다. 위액의 강한 산 성분이 치아의 최외각층 법랑질(Enamel)을 손상시키게 되는 것입니다. 그리고 입덧이 끝날 즈음에는 평소보다 식욕이 왕성해진 것에 비해 칫솔질에 소홀해지기 쉽습니다.

마지막으로 임산부의 체온이 증가로 인해 구강내 온도가 상승함에 따라 균(Pathogen)이 더 증가하게 됩니다.

이런 많은 요인들이 임산부가 구강 질환에 취약하게 만듭니다. 때문에 태아가 형성이 되는 임신 초기인 1기와 분만을 하는 임신 3기를 피해, 임신 2기에 치과치료를 받는 게 좋습니다.

일부 임산부는 태아에게 나쁜 영향을 미칠까 걱정이 되어, 분만을 하기 전까지 치과치료를 미루는 경우가 대부분입니다. 하지만 치주질환을 방치하게 되면 구강내의 세균이 혈관을 타고 태아에게 흘러 들어가게 되며 좋지 않은 영향을 줄 수 있습니다.

미국 앨라배마대 치과대 제프코트 박사는 치주질환이 있는 임산부 366명을 대상으로 조사했습니다. 그 결과를 이렇게 발표했습니다.

"치주질환을 가진 임신 여성 366명 중 임신 35주 이전 치주질환 치료를 받은 임산부가 그렇지 않은 임산부에 비해 조산 위험이 83%나 줄어든다."

미국 노스캐롤라이나 치과대학의 연구도 마찬가지입니다.

"치주질환이 있는 임산부의 조산아(저체중아 출산) 출산율은 11.1%로 치주질환이 없는 산모의 1.1%에 비해 10배나 높았다."

이 두 대학의 연구 결과에 주목해야할 것이 있습니다. 연구에 따르면, 치주질환이 생기면 염증 반응으로 방어 산물인 사이토카인(Cytokine)이 생기는데, 이것이 임산부 혈액에 축적이 된다는 것입니다. 사이토카인 농도가 높아지면 뇌가 출산신호로 잘못 받아들여 저체중아의 조산 확률을 높이게 되는 것입니다.

이와 함께 유의해야할 것은 엄마의 충치입니다. 아이가 단 것을 섭취하면 충치가 생기며, 이와 함께 33개월 미만의 영유아에게서는 엄마의 충치균(뮤탄스균,S.mutans)이 뽀뽀나 모유수유에 의해 전달되어 충치가 발생하기도 합니다.

임산부는 아이라는 생명을 잉태하고 있습니다. 따라서 아이를 위해서 더욱더 구강관리에 신경을 써야합니다. 임신 때 구강 관리를 소홀히 한 것만으로 아이에게 매우 나쁜 영향을 미치기 때문이죠. 치주질환이 건강한 아이, 아이의 건강한 치아에게 부정적인 영향을 미친다는 것을 기억하셔야 합니다.

발기부전 위험을 높이는
구강세균

간혹 비뇨기과 원장님의 칼럼을 보면, 잇몸관리를 잘하라는 당부를 접할 수 있습니다. 비뇨기 질환 가운데 남성에게 심적 고통이 큰 것이 발기부전입니다. 비뇨기과 원장님은 치약과 칫솔이 발기부전을 방지하는 데 꼭 필요하다 합니다. 과연, 그 이유가 뭘까요?

치주질환은 구강내 세균에 의해 생깁니다. 치주질환을 발생시키는 대표적인 악성균으로 세 가지가 있어요.

- P.진지발리스(P. gingivalis)
- T.포시시아(T. forsythia)
- T.덴티콜라(T. denticola)

치주에 생기는 온갖 질환의 주범입니다. 이 세균들은 구강내에만 머물지 않고 혈관을 타고 온몸에 퍼지면서 앞서 언급한 전신질환들을 악화시키는 동시에 발기부전을 생기게 합니다.

"치주질환, 방치하면 발기부전 1.5배 위험하다."

이는 2015년에 발표된 치주과 전문의 이재홍 원광대학교 치과대학교 조교수의 놀라운 연구 결과입니다. 이에 따르면 치주질환과 다른 질환의 상관관계에서 발기부전이 1.53배로 높은 축에 속했습니다. 이는 치주질환자가 발기부전을 진단받을 확률이 53%높다는 의미입니다.

어떻게 해서 이런 일이 생길까요? 앞서 언급한 입안의 악성균 세 가지가 혈관을 타고 들어간 결과로 혈관 내피 세포를 손상시키기 때문입니다. 이 조교수에 따르면, 세균이 음경의 내음부동맥, 총음경동맥, 해면체동맥 등 굵기가 가는 음경 혈관 내피를 손상시켜서 산화질소 합성과 분비를 막는다고 합니다. 이 조교수는 이렇게 강조합니다.

"치주질환을 단순 구강질환으로 생각해 방치했다가는 발기부전 등 생활습관병으로 이어지기 쉽습니다. 발기부전 등의 핵심요인이 치주질환이라고 말할 수는 없지만 치주질환 검사를 해볼 필요가 있어요. 치주질환 치료가 발기부전을 개선하는 데 도움이 될 것입니다."

해외에서는 치주질환과 발기부전의 연관성에 대해 꾸준히 연구가 되어오고 있습니다. 2012년에 터키 이노누 대학 의과대학 비뇨기과 전문의 파티 오구스 박사는 치주질환이 발기부전 위험을 2배 이상 높인다는 연구결과를 발표했습니다. 파티 오구스 박사는 30~40대의 발기부전 환자 80명과 성기능이 정상인 남성 82명의 치과 치료 기록을 분석한 결과를 이렇게 공개했습니다.

"발기부전 그룹 중 잇몸병이 있는 사람이 53%로 정상인 23%에 비해 2배 이상 많은 것으로 조사됐다."

파티 오구스 박사에 따르면, 잇몸병을 일으키는 구강 세균이 혈관으로 들어가서 음경동맥에 염증을 일으켜서 혈류를 줄어들게 만들었을 가능성을 있다고 했습니다. 결론적으로 치주질환이 혈관 내벽의 탄력성을 떨어뜨리는데 이것이 남성 성기 혈관에 악영향을 미치게 되는 것입니다.

같은 해, 대만의과대학 연구팀은 3만3천 명의 발기부전 환자와 16만2천명의 정상인을 대상으로 발기부전과 치주염과의 상관성을 조사했습니다. 그 결과를 이렇게 밝히고 있습니다.

"발기부전 환자는 정상인보다 과거 만성 치주염의 병력을 갖고 있을 확률이 3.35배로 높았다."

2018년에는 스페인 그라나다 대학의 치과대학 아마다 마르틴 교수에 의한 연구가 주목을 이끌었습니다. 아마다 마르틴 교수는 158명을 대상으로 치주질환과 발기부전 사이의 연관성을 조사한 결과를 이렇게 발표했습니다.

"만성 치주질환이 있는 남성은 발기부전을 겪을 가능성이 다른 남성에 비해 2배 이상 증가한다."

연구 결과에 따르면, 만성 치주질환이 있는 남성은 발기부전 위험이 2.17배 증가한 것입니다. 치주질환과 발기부전 사이의 연관성을 조사를 해보니 두 그룹 모두 염증 반응성 단백질의 혈중 수치가 높게 나왔어요.

혹시 발기부전을 겪고 있으십니까? 발기부전이 걱정되십니까? 그렇다면 발기에 좋은 약과 음식을 챙길 것만 아니라 구강관리를 잘해야 합니다.

비만은
구강세균의 질병이다

"다이어트에 구강내 청결관리도 도움이 될 수 있습니다."

필자의 이 말을 접한 환자들은 질문합니다.

"살 빼려면 헬스장에 가야죠. 어떻게 살 빼려고 치과에 가나요?"

필자는 대답합니다.

"장내세균이 비만을 일으킨다는 것은 잘 아시죠? 구강내의 세균도 비만을 유발하는 수많은 요인 중 하나입니다. 치과에서 잘 관리를 받아서 세균을 없애는 것만으로 비만을 일으키는 원인 중 중요한 요소를 제거할 수 있어요."

20009년, 치과전문 연구소인 미국 포사이스 연구소의 맥스 굿슨 박사 팀은 흥미로운 연구를 진행했습니다. 체질량지수(BMI) 27~32로 과체중인 여성 313명을 대상으로 DNA 분석 방법을 이용해 타액 속 박테리아를 조사했습니다. 그 결과, 비만여성과 비만이 아닌 여성들 사이의 구강의 타액에 포함된 세균의 구성이 큰 차이가 있음을 확인 했습니다.

비만 여성의 타액을 정상 체중 여성 232명의 것과 비교한 결과 타 액 속 박테리아 40가지 중 7가지가 과체중 여성에서 다르게 나타났 습니다. 특히 셀레노마나스 녹시아(Selenomanas noxia)라는 박테리아가 과체중 여성의 98.4%에서 나타났습니다. 이 박테리아는 전체 박테 리아 숫자에서 차지하는 비율이 1.05% 이상이라는 특이점을 보였습 니다.

이 구강내의 박테리아가 비만을 유발할 수 있는 생물학적인 지표 가 충분히 될 수 있다고 맥스 굿슨 박사는 말했습니다.

"전 세계의 비만 확대에서는 여러 다양한 인자들이 기여한다. 그 렇지만 최근에 비만에서 염증의 특성도 인식되고 있다. 때문에 우리 연구팀은 비만을 유발시키는 알려지지 않는 잠재적 의문을 갖게 되 었으며 감염원들이 수반된다는 아이디어를 도출하게 되었다. 구강 의 세균들이 비만에 관여한다는 그림을 그리는 것은 정말 흥미로운 일이다."

치주질환이 비만을 유발하는 것 못지않게 역으로 비만이 치주질환을 발생한다는 것도 주목해야 합니다. 비만 성인이 치주질환에 잘 걸린다는 연구 결과는 꾸준하게 발표되고 있습니다. 2009년, 비만과 치주질환의 상관성을 입증한 대규모 분석결과가 국제치과연구학회(International Association for Dental Research· IADR) 총회에서 발표되었습니다. 미국 하버드 대학 보건대학원의 모니크 히메네스 연구원은 이렇게 말했습니다.

"체질량지수(BMI)가 비만에 해당하는 30이상인 사람은 체중이 정상인 사람에 비해 치주질환 발생률이 평균 29% 높은 것으로 나타났다."

이는 지난 1986년부터 2002년까지 보건전문직건강조사(Health Professionals Follow-Up Study)에 참여한 3만6903명의 자료 16년치를 분석한 것입니다. 이 결과에 따르면, 체질량지수가 25이상으로 과체중이지만 비만이 아닌 사람은 체중이 정상인 사람에 비해 치주질환 위험이 약간 높아지는 것으로 나타났습니다. 그리고 허리둘레가 40인치(101cm)이상인 남성은 그 이하인 남성에 비해 지출질환 발생률이 19% 높았습니다. 이는 연령, 흡연, 인종, 운동, 식사습관, 당뇨병 등 치주질환과 관련된 다른 요인들을 고려한 것입니다.

2017년, 영산대 치위생학과 최정옥 교수팀이 2015년 국민건강영양조사 자료를 바탕으로 만 19세 이상의 성인 4381명의 양치습관과 치주질환과의 관련성을 분석한 결과를 발표했습니다.

"비만한 사람의 치주질환 유병률은 정상체중인의 1.5배에 달한다. 하루 양치질 횟수가 증가할수록 치주질환 유병률은 감소하지만, 하루 4회 이상 자주 이를 닦는 사람은 전체의 16.6%에 불과한 것으로 나타났다."

최정옥 교수팀에 따르면, 비만 환자는 비교적 거동이 자유롭지 못하고 비만에 의한 면역세포의 기능저하 등으로 인해 정상 체중인에 비해 치주질환 유병률이 높아질 가능성이 있다고 합니다. 따라서 비만환자는 구강관리에 더욱 관심을 가질 필요가 있다고 했습니다.

우리 몸에는 '사이토카인(Cytokine)'이라는 면역 단백질이 계속해서 분비되고 있습니다. 평소에는 몸의 면역체계 역할을 하지만 비만인 사람의 경우 사이토카인이 과다 분비될 가능성이 높습니다. 그러면 사이토카인이 우리 몸 곳곳에 염증을 일으키게 됩니다. 이때 구강내에서도 사이토카인이 분비되면서 잇몸에 염증을 생기게 하고 혈액 공급에 지장을 초래합니다.

심지어 실제 비만이 아니라 비만이라는 생각만으로 치주 질환을 야기합니다. 이는 2019년 〈한국융합학회지〉 최근호에 실린 '여성 청소년의 주관적 체형인식과 치주질환의 관련성에 대한 융합연구(오정숙 외)'에서 나온 연구결과입니다. 만 12세~18세 여성 청소년 211명의 국민 건강영양조사 자료분석 결과 연구자는 이렇게 말했습니다.

"보통 체형보다 비만이라고 인식하는 여성청소년의 치주 질환 유병률이 3.1배 높은 것으로 나타났다. 여성청소년이 스스로 체형을 비만으로 인식하는 것이 치주질환에 부정적인 영향을 미친다."

그 이유는 비만에 대한 '스트레스'가 높게 되면 타액 분비가 저하되는 것이 직접적으로 구강건강을 나쁘게 하기 때문입니다. 이 결과는 여성 청소년에 한정된 것이지만, 성인도 비슷한 결과가 나올 것임은 분명합니다.

치통과 입냄새로 생기는
우울증

　우울증 환자가 점점 늘어나고 있는 것이 사회적인 이슈입니다. 우울증을 유발하는 원인은 다양합니다. 막상 우울증에 걸리면 그 고통이 이루 헤아릴 수 없습니다. 간간이 뉴스에서 우울증에 의한 유명 연예인의 자살 소식을 접할 수 있습니다. 흔히 '마음의 감기'라고 우울증을 과소 표현하지만 실제로는 생명까지 위협하는 몹시 위험한 병입니다. 우울증이 생기지 않도록 정신적, 육체적 건강관리를 잘해야 합니다.

　치과의사가 우울증을 꺼내니까 이상하다는 분이 있을 겁니다. 실은 치과 질환과 우울증과 밀접한 관련이 있습니다. 우선 말씀드릴 수 있는 것은 좋지 않은 치아상태로 인해 외모 콤플렉스가 생기고, 이에 따라 자존감이 떨어지면서 우울증에 걸릴 수 있다는 점입니다. 그래서 많은 분들이 교정을 통해 밝은 웃음을 찾고 우울증을 떨쳐내고 있습니다.

여기서는 치주질환으로 인해 생기는 우울증에 대해 자세히 말해보겠습니다. 사실, 구강악안면 통증환자와 스트레스, 불안, 우울감의 연관성은 잘 보고되어왔습니다. 치주염이 생기면 구강악안면부의 통증이 생기는데 이에 따라 우울증이 발생할 수 있습니다.

구강 질환의 증상 가운데 대표적인 것이 치통인데 이로 인해 삶의 질이 하락하며 우울증이 생깁니다. 2016년에 서울성모병원 치과병원 보존과 김신영·양성은 교수팀은 2012년 국민건강영양조사 자료를 기반으로 19세 이상 성인남녀 5469명을 조사한 결과, 36.4%인 1992명이 치통을 호소했습니다. 이 연구에 따르면, 삶의 질 면에서 불안·우울증, 통증·불편감을 갖는 대상자, 정신건강 면에서 스트레스, 우울감, 자살충동, 우울증을 갖는 대상자는 치통 발생이 유의하게 높은 빈도를 보였습니다. 연구를 진행한 교수팀은 이렇게 말했습니다.

"치통 환자의 정신건강 면에서 스트레스는 1.29, 우울감은 1.37, 자살충동은 1.26, 정신과의사 상담은 1.43, 우울증은 1.53의 확률비가 차지한다. 치통이 있는 사람은 건강한 사람에 비해 우울증과 같은 정신질환이 발생할 위험이 높은 것으로 조사됐다."

치통을 겪어본 사람들은 극심한 통증으로 인해 자기관리 및 일상생활을 정상적으로 하지 못하게 되며 우울감이 생기게 되는 과정을 잘 이해할 수 있습니다. 이 연구팀에 따르면, 치통은 신체와 정신건강 모두를 손상시키기에 치과치료로 치통을 줄이는 것이 삶의 질을 높이는데 중요한 요인이라고 했습니다.

구강질환으로 인한 입 냄새 또한 우울증을 유발합니다. 성인의 50%가 구취를 겪고 있습니다. 입에서 지독한 냄새가 나면 대인 관계에 지장을 초래합니다. 말을 할 때 마음껏 입을 벌릴 수 없으며, 혹시라도 입 냄새가 상대에게 전해질까봐 노심초사하게 됩니다. 한 조사에 따르면 대인관계를 할 때 참기 힘든 냄새 1위가 입 냄새였습니다.

입 냄새는 구강 내의 원인이 아니라 우리 몸의 다른 질환으로 인해 생길 수 있습니다. 따라서 입 냄새를 통해 질병 가능성을 짐작할 수 있습니다. 네 가지를 알아볼까요?

- 달달한 과일 냄새 또는 아세톤 냄새가 난다면 ⇨ 당뇨의 가능성
- 달걀 썩는 냄새가 나면 ⇨ 위염이나 위궤양과 같은 위장질병 가능성
- 생선 비린내나 채소가 썩는 듯한 냄새가 난다면 ⇨ 폐질환 가능성
- 암모니아 냄새가 난다면 ⇨ 신장 질환 가능성

입 냄새는 무엇보다 구강 내 질환에 의해 직접적으로 많이 생기고 있습니다. 잇몸 염증, 충치 그리고 음식물 잔여찌꺼기 등에 의해 자주 발생합니다. 실제, 입 냄새를 호소하며 필자의 치과에 내원한 사람들 중 대부분은 치석이 많아서 세균에 의한 잇몸 염증이 심한 경우가 높은 비율을 차지하고 있습니다. 문제는 이것으로 끝이 아니라 입 냄새가 우울증을 생기게 한다는 점입니다. 그 심리적 고통이 이루 헤아릴 수 없습니다. 두 환자의 사례가 있습니다.

한 여대생 환자는 입 냄새로 인한 우울증의 고통을 이렇게 말했어요.

"내가 지금 활발하게 활동해야할 나이잖아요. 근데 입 냄새 때문에 사람들에게 가까이 다가가는 게 너무 무서워요. 그래서 막 자존감이 떨어지게 되어 아침에 일어날 때 기운이 없어요. 우울해지면서 밖으로 나가는 게 싫어지는데 내 자신이 너무 힘들어요."

이 환자의 구취 원인은 치석이 문제고 정기적인 검진과 스케일링으로 입 냄새를 말끔히 없앨 수 있었습니다. 그러자 그 환자의 얼굴 인상이 환하게 변했고 자존감이 높아졌습니다.

공무원 시험을 준비하는 남자 취준생은 이렇게 말했지요.

"공부하느라 아무래도 칫솔질을 소홀히 하게 되었어요. 그러다 보니 입 냄새가 점점 심해지고 있어서 너무 스트레스를 받고 있습니다. 면접 때 입 냄새 때문에 떨어질까 걱정이고 그리고 합격해서 동료들과 함께 어울릴 것으로 생각하니 두렵습니다. 너무나 우울하고 힘이 빠집니다."

이 환자는 치주염과 충치로 인해 구취가 심한 경우였습니다. 충치를 제거한 것은 물론 구강 관리를 꼼꼼히 한 결과 정상으로 돌아왔습니다. 이 환자 역시 자신감을 되찾았습니다.

치주질환은 다양한 육체적 질병을 야기하는 것에 그치지 않고 심리적 질병까지 발생시키고 있습니다. 그 고통이 심한 우울증을 생기게 하고 있습니다. 구강 내에 생긴 치주 질환, 그리고 입 냄새 결코 만만하게 보면 안 됩니다.

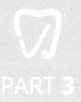

PART **3**

:

치아와 잇몸을
건강하게 만드는 방법

무리한 다이어트를
하지 말라

요즘 젊은층에서는 다이어트가 붐입니다. 남녀 가리지 않고 모두 날씬한 몸매에 대한 선망을 가지고 있기에 체중 감량에 많은 노력을 합니다. 식사 조절은 기본이고, 웨이트 트레이닝, 필라테스와 요가를 하는 것과 함께 다이어트 보조제를 섭취하고 있습니다. 치과의사인 필자도 웨이트 트레이닝를 하면서 체중 조절에 많은 노력을 기울이는 편입니다만, 다 아시겠지만 조금만 게을러져도 금방 체중이 늘어납니다.

적정 체중과 몸매를 유지하기 위해서 어느 정도 긴장감을 유지하고 있지만, 그렇다고 심각하게 긴장을 하는 편은 아닙니다. 가끔씩 과도하게 운동을 하거나 무리하게 다이어트를 할 때면 건강에 무리가 오는 걸 바로 알아차릴 수 있습니다. 그래서 치과의사인 필자는 건강을 중심에 두고 적절하게 운동과 다이어트를 조절하고 있습니다.

"치아가 갑자기 흔들려서 충격 먹었어요. 내가 아직 20대 초입니다."

"치아가 부식되는 것 같이 시리더라구요. 대체 이유가 뭔지 모르겠네요."

"다음 달에 피트니스 화보를 찍어야하는데 이가 크게 손상이 되고 말았어요."

필자의 치과를 방문한 분들의 이야기입니다. 이들은 겉으로 보면 공통적으로 정상체중에 비해 말라보이지만 과도한 다이어트를 하는 탓에 치아에 무리가 왔습니다. 차례대로 세 환자들을 진단해보겠습니다.

먼저, 치아가 흔들리는 이유는 영양 공급이 원활하지 않은 것으로 볼수 있습니다. 다음, 치아가 부식이 되는 이유는 위산에 의해 치아가 상한 것으로 볼수 있습니다. 마지막, 이가 손상이 된 이유는 무거운 기구 운동을 하면서 세게 이를 물다가 이에 충격이 가해진 것으로 볼수 있습니다.

이들의 공통 관심사는 다이어트입니다. 그런데 심하게 다이어트를 하다 보니, 이처럼 치아에 문제가 생기고 말았습니다. 적절하게 건강을 유지하는 다이어트는 괜찮습니다. 치아에 문제가 되는 것은 과도한 다이어트입니다. 그 이유를 살펴볼까요?

먹는 것을 조절하는 다이어트가 크게 부각이 되고 있습니다. 일부 과도한 다이어트가 치아에 좋지 않습니다. 요즘은 케토제닉 다이어트 곧 저탄고지 다이어트가 유행입니다. 이는 저탄수 고지방 식이요법인데 이로 인해 단백질 부족이 생겨서 치주질환이 생기게 됩니다. 잇몸과 치주인대 조직은 단백질의 일종인 콜라겐으로 이루어져 있습니다. 근데 단백질이 부족하게 되면, 잇몸과 치주인대가 약해짐에 따라 세균이 침투하게 됩니다. 이에 따라 이가 흔들리게 되죠. 그러므로 충분한 단백질의 섭취가 중요합니다.

과일 다이어트도 조심해야합니다. 고기도 싫고, 탄수화물도 싫다고 해서 과일로 식사를 대체하는 경우가 많습니다. 과일은 과당이라는 탄수화물의 하나입니다. 과당이 치아 표면을 부식시키고 빈속에 섭취시 위산이 역류해 치아를 부식시키게 됩니다. 먹을 것을 게워내는 구토 다이어트 역시 위에서 역류한 위산으로 인해 치아를 부식시키게 됩니다.

과도한 다이어트는 영양불균형으로 인해 면역력 저하를 야기하여 잇몸이 헐거나 잇몸 염증이 생기게 됩니다. 무리하게 체중을 감량해보신 분이라면 평소와 달리 쉽게 감기에 걸리고, 쉽게 피곤해진 경험을 해보셨을 겁니다. 이렇게 면역력이 떨어지면 치아와 잇몸 건강에도 악영향을 미치게 됩니다. 특히나 단식을 할 경우 칼슘 부족으로 인해 치조골의 리모델링 시 뼈 형성이 저하되며 치아 흔들림이 생기며, 심할 경우 치아 상실을 할 수 있습니다.

다이어트로 인해 늘 예민하고 긴장을 하면 구강건조증을 야기합니다. 성인 기준 하루에 1.5L의 침이 분비가 되는데, 심한 스트레스에 시달리면 타액 분비량이 줄어들게 되어 구강내가 건조하게 됩니다. 세균 증식을 억제하는 역할도 담당하는 타액이 부족하면 세균 증식하기 쉬운 환경이 만들어지고, 이로 인해 구강내에 각종 질환이 생기게 됩니다.

이와 함께 다이어트를 위해 과도하게 무거운 기구 운동은 치아에 해롭습니다. 요즘은 여성분도 바벨 스쿼트 같은 무거운 웨이트를 하고 있습니다. 무심코 무거운 웨이트 운동을 하다보면 치아를 꽉 물게 되는데, 이때 턱관절과 치아의 단단한 층인 에나멜에 손상을 야기합니다.

마지막으로 다이어트 보조제를 섭취하면 심할 경우 치아가 녹아버릴 수 있습니다. 다이어트 보조제의 대표 성분이 이뇨제인데 이것이 수분을 배출시켜 부종을 개선해주는 효과가 있지만 지속적으로 수

분과 함께 칼슘, 마그네슘, 인 등 미네랄을 배출하기 때문에 치아에 좋지 않습니다. 장기간 이뇨제 복용시 최악의 경우 치아가 녹아버리는 부작용이 생길 수 있습니다.

균형 잡힌 영양분을 섭취하지 않는 극단적인 다이어트는 치아와 잇몸 건강을 위해 지양하는 것이 좋습니다. 근래에 젊은층에서 치아 상실로 인해 임플란트를 하는 비율이 차츰 늘어가고 있습니다. 치아 상실의 대표적인 이유는 두 가지입니다. 하나는 무리한 다이어트에 의해 발생한 치주병으로 인한 것이고, 다른 하나는 사고입니다. 과도한 다이어트로 인해 치아를 상실하는 경우가 간혹 발생한다는 것은 현명한 환자라면 잘 인지하셔야 합니다.

치아 망치는
나쁜 습관을 버려라

"일상의 작은 습관들이 치아를 건강하게도 하고, 치아를 망치게도 합니다. 치아를 망치는 습관은 당장 버려야하고 치아를 건강하게 만드는 습관을 하나씩 내 것으로 만들어야 합니다."

한 건강 프로 방송에 출연해서 필자가 한 말입니다. 모든 병은 치료 이전에 예방이 중요합니다. 질환은 어느 날 갑자기 하늘에서 뚝 떨어져서 생기지 않고 오랫동안 잘못된 습관들이 지속되다가 어느 순간 임계점에 도달해 눈에 띄는 질환이 되는 것입니다. 따라서 무엇보다 생활 속에서 올바른 습관을 가지고 미리 구강에 생기는 질환을 예방하는 게 중요합니다.

많은 분들이 치아에 몹시 해로운 습관들을 갖고 있는 경우가 많습니다. 이 습관들을 사소하게 여기고 있고 또 버리기가 힘든 것이 사실입니다. 하지만 다음에 소개할 습관들이 시간이 흐르면 치아를 망치게 한다는 점을 반드시 유념해야합니다.

우리가 미처 몰랐던 치아를 망치는 나쁜 습관 10가지를 소개해드립니다. 하루아침에 이 나쁜 습관을 버리기가 쉽지 않겠지요. 하지만 눈에 보이는 곳에 메모해두고, 시간 날 때마다 상기하면서 나쁜 습관을 휴지통에 버릴 수 있도록 노력을 해야 합니다.

① 무리한 치아 사용

병뚜껑을 따거나 포장지 테이프를 뜯을 때 치아를 사용하는 분들이 더러 있습니다. 정상적인 치아일 때 이게 어느 정도 가능할지 모르겠지만, 이렇게 무리하게 치아를 사용하다 크게 치아에 금이 가거나 깨지는 일이 발생하게 됩니다. 치아도 소모품이기 때문에 음식 섭취하는 용도 외에 함부로 사용하지 않는다는 원칙을 가져야합니다.

② 각종 음료 섭취

콜라, 사이다, 과일 주스에는 설탕이 들어있습니다. 이 설탕의 구연산이 치아 표면을 갈아먹습니다. 그러면 무설탕 음료는 괜찮을까요? 그렇지 않아요. 무설탕 다이어트 음료에는 단맛을 내는 액상과

당과 아스파탐의 인공 감미료가 들어 있습니다. 여기에는 산 성분이 들어 있어 치아를 부식시킬 우려가 있습니다.

③ 감자칩 등 간식을 자주 먹는다

간식을 자주 먹으면 구강내에 음식 찌꺼기를 오래 남기게 되는데, 자연적으로 제거가 힘든 끈적끈적한 음식종류일수록 치아에 좋지 않은 영향을 미치게 됩니다. 만약 간식을 먹는다면 설탕과 전분이 들어간 것을 피하는 게 좋습니다. 설탕은 구강내 산도를 높여 치아를 녹일 수 있는데 음식물 찌꺼기가 쌓인 치태의 세균이 산을 만들어 충치를 만들 수 있습니다. 플라크(Plaque)의 박테리아에 의해 분해된 감자칩의 녹말은 산(Acid)을 생성하며 치아를 공격합니다.

④ 흡연

흡연을 하면 잘 닦여지지 않는 타르, 니코틴 찌꺼기들이 치아 표면에 남습니다. 치아를 누렇게 만들 뿐만 아니라 충치균을 발생시킬 가능성이 높습니다. 더욱이 담배의 유해물질이 구강의 면역력을 약화시켜 치아와 잇몸을 세균에 감염시키고 취약하게 만듭니다.

⑤ 음주

술의 알코올이 입안 세균을 소독시킨다고 오해하는 분들이 있습니다. 절대 그렇지 않습니다. 알코올은 몸의 면역력과 구강의 항균 능력을 약화시켜서 잇몸 염증이 생기게 합니다. 특히 잦은 음주가 잇몸병을 유발시킵니다. 음주 후에는 반드시 양치질을 하는 게 좋습니다.

⑥ 이갈기

잘못된 수면습관, 스트레스로 인해 무의식적으로 이갈기를 하는 분이 꽤 있습니다. 큰 고통이 없기에 이를 무심코 지나치기 쉽습니다. 하지만 이를 방치하면 치아가 서서히 마모가 되고 턱관절 문제를 일으키기도 합니다.

⑦ 쫀득한 젤리형 사탕 먹기

설탕이 든 음식 자체가 치아에 좋지 않습니다. 쫀득한 젤리형 사탕은 더 나쁜 영향을 미칩니다. 쫀득한 캔디가 치아에 부착하며 설탕과 산이 에나멜(Enamel, 치아의 최외각층)과 수 시간 동안 접촉하게 만들어 치아를 부식시키고 충치에 쉽게 이환되게 만듭니다.

⑧ 양치후 곧바로 가글하기

입 냄새 방지를 위해 가글을 하지만 잘못할 경우 치아에 해롭습니다. 양치 후 구강에는 치약의 계면활성제가 남아있기 마련입니다.

양치후 곧바로 가글을 하면 가글의 염화물이 계면화성제와 만나며 치아 변색이 생기게 됩니다. 가글은 양치 30분후에 하는 게 바람직합니다.

⑨ 딱딱한 얼음 깨물어 먹기

치아가 튼튼하다고 지나치게 과신하여 얼음을 깨물어 먹는 행위는 치아에 해롭습니다. 하지만 당장 치아에 미치는 나쁜 영향을 알아차리기가 힘들어서 이런 나쁜 습관을 하는 분이 적지 않습니다. 치아에 가해진 충격이 누적이 되어 한순간 균열이 생겨서 깨질 수 있습니다. 얼음은 반드시 녹여서 먹도록 해야겠습니다.

⑩ 차갑고 뜨거운 음식 동시에 먹기

치아는 무쇠가 아닙니다. 냉장고에 넣어 둔 커피잔을 뜨거운 물속에 넣으면 금이 가서 깨질 것입니다. 이처럼 치아 역시 차가운 음식과 뜨거운 음식을 동시에 접하면 수축과 팽창을 반복해 미세한 균열이 생기게 됩니다.

연령대별로
치아관리를 하라

6월 9일은 치과 의료인이 정한 '치아의 날'입니다. 아이에게 첫 영구치 어금니가 맹출하는 나이인 만 6세의 '6'과, 어금니(臼齒, 구치)의 '구(臼)'를 숫자로 바꾼 '9'에 맞춰 6월 9일로 정한 것입니다. 국민들이 더욱 치아에 관심을 갖고 건강한 치아 관리하도록 실천하는 분위기를 조성하기 위해서 만들어진 날입니다.

'치아가 건강해야 장수한다'는 말처럼, 건강한 치아 관리에 많은 관심을 가져야하겠습니다. 사람들의 치아와 잇몸 상태는 연령대마다 다른 경향이 있습니다. 따라서 하나의 정해진 기준으로 치아를 관리하지 말아야합니다. 간혹, 아동이나 청소년이 부모님의 영향을 받아 성인처럼 치아를 관리하면서 칫솔도 성인 것을 하고 그리고 양치질도 성인처럼 하는 경우가 있습니다. 연령별로 올바른 양치질 방법을 배우지 못한 결과 치아에도 좋지 않은 영향을 미칠 수 있습니다.

일부 성인들도 청소년기의 치아관리 습관이 몸이 배어 청소년기의 칫솔을 사용하고 청소년기의 양치질 방법을 고수하는 경우가 있는데, 이 역시 치아에 나쁜 영향을 주게 됩니다. 연령대에 맞게 치아관리를 할 때 건강한 치아를 유지할 수 있습니다.

연령별 4가지로 나눠서 올바른 치아관리 요령(칫솔, 치약 선택과 양치질 요령 포함)을 소개합니다.

① 유아기 생후 6개월 ~ 만 6세

생후 6개월부터 젖니가 나기 시작해 만 2세가 되면 20개의 젖니가 모두 나옵니다. 젖니가 생기는 생후 6개월부터 치아관리를 해줘야 합니다. 충치가 생겨 일찍 발치를 하게 되면 공간의 소실로 인해 영구치의 치아배열이 부정교합이라는 결과를 초래할 수 있습니다. 생후 6개월까지 아이에게 우유병을 물린 채 잠자게 하면 특히 상악 앞니에 충치가 생기므로 우유병 우식에 유의해야합니다. 양치가 힘든 이 시기의 유아들은 보호자가 자기 전에 거즈를 이용해 닦아주는 방법이 있습니다.

생후 6~12개월 아이는 손가락에 끼는 골무형 실리콘 칫솔에 먹어도 되는 치약을 묻혀 양치질을 해줍니다. 만 1~4세 아이는 어린이용 칫솔에 어린이 전용 치약을 묻혀 양치질을 해주세요. 만 4~6세 아이는 운동력이 떨어지기 때문에 가로로 닦는 횡마법을 가르쳐주세요. 아이가 충분히 익힐 때까지 옆에서 지켜봐주십시오.

② 아동기~청소년기

만 6세부터 어금니를 시작으로 영구치가 나옵니다. 막 맹출된 영구치는 갑작스럽게 혹독한 환경에 노출되어 매우 연약한 상태이고 강화되는 시기가 2년이 걸리기 때문에 예방이 중요합니다. 지나치게 자주 단 것을 섭취하거나 취침 전에 양치질하지 않는다면 충치가 생길 가능성이 매우 높으므로 이를 주의하도록 지도해줘야 합니다. 양치질을 습관화할 수 있도록 부모가 잘 가르쳐주는 게 필요합니다. 초등학교 저학년기에는 횡마법을 버리고 원을 그리며 양치를 하는 묘원법(폰즈법)을 가르쳐줘야합니다. 이는 영유아들의 횡마법에서 성인들의 라운드법으로 전환을 위한 중간단계입니다.

청소년기에는 충치, 잇몸 질환이 발생하므로 더욱 양치질을 잘 해야 하며, 정기검진을 잘 받아야 합니다. 부정교합이 있다면 고른 치열과 올바른 턱뼈의 성장을 위해 치아 교정을 하기에 좋은 시기입니다. 주로 만 8~12세가 적당하며 16세까지도 효과가 좋은 편입니다. 양치질은 결국 위에서 아래로 쓸어내리는 라운드법을 사용하게 됩니다.

③ 성년기~중년기(20~45세)

치아도 소모품인 만큼 딱딱하거나 질긴 식품을 즐기는 사람들에게는 치아를 감싸는 법랑질이 마모되거나 잇몸과 잇몸뼈에 질환이 생겨서 시린 증상이 생깁니다. 이 나이대의 사람들은 음주와 흡연, 커피 그리고 스트레스로 인해 치석과 구취, 잇몸질환이 생기기 쉬우니 각별히 주의해야합니다. 정기검진을 통해 치주질환을 예방해야 합니다.

30~40대에는 방치된 세균들에 의해 치주병이 생기므로 반드시 잇몸치료를 받는 게 좋습니다. 여성의 경우 결혼 전에 구강검진을 받고 충치, 잇몸질환 치료를 받아야합니다. 양치질은 잇몸과 치아가 닿는 부분에 45도 각도로 댄 후 위아래로 회전하면서 닦는 라운드법이 좋습니다.

④ 장년기~노년기(45세 이후)

이 시기에 입속 노화가 본격적으로 진행이 됩니다. 구강내 세균이 증가하는 것과 함께 충치, 잇몸질환이 쉽게 발생합니다. 나이가 들어갈수록 잇몸이 내려앉게 되어 치아뿌리가 노출됨에 따라 치근우식증(치아뿌리에 충치가 생기는 현상)이 생기게 됩니다.

입안이 건조할 때마다 물을 자주 마셔주거나 타액 분비를 촉진하는 껌을 씹어주는 게 좋습니다. 이를 통해 구강내 세균 증식을 방지할 수 있습니다. 이 시기에는 원활한 저작 능력을 유지하고, 또 심미성을 높이기 위해 다양한 인공 치아를 할 필요가 있습니다. 가격과 성능 등을 꼼꼼히 따져서 자신에 맞는 걸 선택해야겠죠.

잇몸을 위한
3.2.4 수칙을 지켜라

탄탄한 지반 위에 세운 건물이 오래 갑니다. 약한 지반 위의 건물은 무너질 가능성이 높습니다. 잇몸은 지반과 같고, 치아는 건물과 같습니다. 그래서 잇몸이 튼튼하면 치아가 지지되어 흔들리지 않고 오래갑니다. 반면에 만성염증으로 무너진 잇몸에 의해 치아 흔들림이 발생한다면 저작시 통증이 발생하게 되고 동시에 발치가 유일한 치료가 됩니다.

잇몸은 예방관리를 하지 않으면 점차 노화나 염증에 의해 약해지기 마련입니다. 젊을 때는 누구나 잇몸이 튼튼하기에 잇몸 걱정을 덜하겠지만, 세월의 흐름에 따라 잇몸에 염증이 생기는 것과 함께 지지를 잃게 되며 치아가 흔들리게 됩니다. 잇몸병은 잇몸에만 국한되지 않고 전신적인 영향을 미치는 것과 동시에 잇몸병으로 인해 치아상실까지 생기게 됩니다.

진료실에서 성인 환자들을 접해보면 대다수가 잇몸병을 가지고 있습니다. 잘 관리되지 않는 세균들에 의해 발생한 잇몸병이 건강한 치아를 발치하게 만듭니다. 앞서 언급했지만 잇몸병은 흔히 풍치라고 하는데 염증이 잇몸에만 생기면 치은염이며, 잇몸뼈까지 퍼지면 치주염이라고 합니다. 그 원인은 치아에 생기는 플라크(plaque)라는 세균막(biofilm)입니다. 이 세균막은 조용하게 서서히 잇몸을 공격하기에 잇몸 염증이 생긴 것을 잘 알아차리기 어렵습니다. 이 세균막이 크고 작은 잇몸병을 일으키기에 주의해야합니다.

그렇다면 잇몸질환이 생겼다는 걸 어떻게 알 수 있을까요? 다음의 8가지에서 여러 가지가 해당된다면 잇몸질환을 의심해봐야 합니다.

- 칫솔질 할 때 잇몸에서 피가 난다.
- 잇몸 색이 벌겋게 변하고 부은 느낌이 들거나 건드리면 아프다.
- 잇몸이 치아에서 뜬 느낌이 든다.
- 입냄새가 계속된다.
- 치아와 잇몸 사이로 고름이 나온다.
- 치아가 흔들리는 느낌이 든다.

- 씹을 때마다 치아 위치가 변하는 느낌이다.
- 이 사이가 점점 벌어진다.

잇몸질환이 생겼다고 의심되면 치과를 방문하는 게 좋지만 질환이 생기기 전에 미리 예방을 하는 게 최선입니다. 잇몸병이 생기지 않게 예방하는 데에는 많은 시간이나 비용이 들어가는 게 아니기 때문에 건강한 잇몸을 유지하도록 반드시 정기검진을 통한 스케일링을 받으시는 것이 좋습니다.

일상에서 쉽게 할 수 있는 건강한 잇몸 관리법이 있습니다. 이는 대한치주과학회에서 일반인을 위해 제안한 것으로 '잇몸 건강관리를 위한 3.2.4 수칙'입니다. 이것의 의미는 다음과 같습니다.
'매회 삼(3)분 이상 칫솔질을 하고, 일 년에 두(2)번 스케일링을 받으며, 사(4)이사이 잇몸까지 잘 닦자.'

'3분 이상 칫솔질'은 잇몸병이 구강내 세균에 의해 생기기 때문에 충분한 시간을 갖고 양치질을 하자는 의미입니다. 음식물 찌꺼기에 의해 세균들이 모여 양치로 떨어지지 않는 세균막을 만들고, 그 세균막이 겹겹이 쌓이며 석회화가 되는 것이 치석입니다. 수면 중에도 세균의 활성이 높아지기 때문에 수면 전 양치는 필수입니다.

잇몸이 약해졌다면 부드러운 칫솔모가 상처 예방에 좋으며 양치질을 할 때 워터픽이나 치실, 치간칫솔 같은 구강청결보조제를 함께 사용하는 게 바람직합니다. 구강청결제를 꾸준히 사용하면 잇몸병을 일으키는 균을 제거해낼 수 있습니다.

'일년에 두 번 스케일링'은 1년에 2회 이상 구강 건강 상태를 점검하고 스케일링을 받자는 의미입니다. 현재의 잇몸 상태를 정확히 파악하고 스케일링을 통해 치태를 완벽히 제거해야합니다. 스케일링은 연 1회 의료보험적용을 받을 수 있습니다.

'사이사이 잇몸까지 잘 닦자'는 칫솔질뿐만 아니라 치실, 치간칫솔 등의 보조기구를 활용해 꼼꼼한 구강관리를 해야함을 의미합니다. 치아 사이 관리가 미흡해서 충치가 발생하게 되면 큰 치료가 불가피해집니다. 치아 표면만을 닦아내는 양치질로는 절대 세균을 없앨 수 없기 때문에 양치질을 할 때는 치아와 치아 사이, 치아와 잇몸 사이를 부드럽게 꼼꼼히 닦아내야합니다.

30번 이상
꼭꼭 씹어야한다

4차례에 걸쳐 영국 수상을 역임한 윌리엄 글래드스턴은 84세에 수상직을 사임했습니다. 이때, 신문기자들이 그에게 물었습니다.

"84세의 나이에도 그렇게 건강할 수 있는 이유가 무엇입니까?"

그가 담담히 대답했습니다.

"하나님이 우리에게 32개의 이를 주셨기 때문에 나는 꼭 한입에 32번을 씹는 습관을 가지고 있소. 아이들에게도 내 생각을 전해서 모두들 지키도록 하고 있다네."

그는 자신의 건강 비결을 32번 씹는 일이라고 했습니다. 그는 치아의 수대로 32번 씹는 것을 최초로 제창했습니다.

이 이야기를 미국의 대부호 호레이스 플레처가 신문기사에서 접했습니다. 당시, 그는 키가 171센티미터였는데 체중이 100킬로그램에 허리둘레가 152센티미터나 되었지요. 그는 각종 질병을 앓고 있어서 걸어 다니는 종합병원이나 마찬가지였습니다. 그는 유명하다는 의사를 만났지만 건강상태가 나아지지 않았고 자포자기의 심정으로 살아가고 있었습니다.

그런 그가 윌리엄 글래드스턴의 이야기를 신문기사로 접한 후에 마지막이라는 심정으로 결심했습니다.

'달리 방법이 없다. 살기 위해서 이것을 한번 실천해보자.'

그는 정말 공복감을 참기 힘들 때, 신선 식품을 간단히 조리하여, 천천히 음미하면서 한입에 60번 이상 저작해 먹었습니다. 그러자 폭식하는 습관이 없어지고 조그만 먹어도 포만감을 느낄 수 있었습니다. 5개월 후, 그는 체중이 75킬로그램, 허리둘레 90센티미터로 줄일 수 있었습니다. 이 계기로 그는 '천천히 씹기 건강법'을 보급했으며, 이 운동이 그의 이름을 딴 '플레처리즘'입니다.

꼭꼭 씹어서 먹으라는 이야기를 많이 들어보셨겠지요? 천천히 여러 번 씹으면 침 속에 소화효소가 충분히 분비되고, 위장에서 소화액을 준비하는 충분한 시간을 주며, 위장의 연동 운동을 원활하게 할 수 있게 도와주기 때문에 소화작용이 용이해집니다.

치과의사인 필자도 여러 번 씹어 먹기를 습관화하는 사람입니다.

아무리 바빠도 음식을 30번 이상 꼭꼭 씹어서 먹고 있습니다. 오래 씹기가 주는 효과가 여러 가지 있기 때문입니다. 대표적인 3가지를 소개해드립니다.

첫째, 다이어트에 좋습니다. 여러 번 씹으면 쉽게 포만감을 느끼게 해줍니다. 뇌의 시상하부에 있는 포만 중추가 배부름을 느끼고 음식을 먹는 것을 멈추게 합니다. 구체적으로 보면, 여러 번 씹는 행위가 히스타민 신경계를 활성화시켜서 포만감을 느끼게 합니다.

비만 연구를 하고 있는 오이타 의과대학의 사카다 토시이에 명예교수는 말했습니다.

"음식을 꼭꼭 씹을수록 히스타민이 많이 분비된다. 비만 치료를 위해 한 입 먹을 때마다 30회씩 씹는 게 좋다."

이와 더불어 오래 씹으면 에너지 소모가 됩니다. 식사하고 소화하는 과정에도 에너지가 소모가 됩니다. '식사에 의한 열 발생'(DIT: Diet Induced Thermogenesis)이 생기기 때문입니다. 미국에서는 이를 주목하여 흥미로운 실험을 했습니다. 음식을 잘 씹어서 먹는 경우와 그렇지 않은 경우 DIT를 측정했습니다. 같은 칼로리의 음식을 한쪽은 잘 씹어야 먹을 수 있는 음식을 제공하고, 다른 한쪽은 죽으로 만들어 튜브를 통해 위로 직접 공급했습니다.

그 결과, 잘 씹어 먹은 쪽은 전혀 씹지 않은 경우에 비해 DIT가 2

배 이상 높게 측정되었습니다. 튜브로 죽을 공급받은 쪽은 체지방 증가가 많았습니다. 이를 통해 알 수 있는 것은 여러 번 씹는 행위가 DIT를 높임으로써 살이 빠지게 한다는 점입니다.

한 연구에 따르면, 메타볼릭 신드롬(metabolic syndrome-고혈당, 당뇨병, 중성지방, 고밀도 콜레스테롤, 고혈압, 통풍 등의 장애 증후군)이 있는 사람들에게 여러 번 씹기 효과가 높게 나왔습니다. 한 입에 30번 이상 씹도록 하자 이 사람들 중 96%가 체중이 줄었고 요요현상이 생기지 않았습니다.

둘째, 기억력이 좋아집니다. 많이 씹으면 뇌가 활성화됩니다. 일본에서 사람들에게 껌을 씹게 하고 뇌 혈류량의 변화를 알아보았습니다. 그러자 껌을 씹은 모든 참가자의 뇌 혈류량이 증가했습니다. 이는 뇌신경 세포의 대사가 활발한 것으로 뇌 기능이 향상되었음을 뜻합니다. 30번 이상 천천히 꼭꼭 씹으면 뇌의 기억중추인 해마로 가는 혈류가 증가해 해마가 두터워지고 그 결과 기억력이 증가합니다.

놀라운 외국의 한 연구가 있습니다. 치매 환자에게 의치를 만들어 주어 많이 음식을 씹어서 섭취하게 하자 걸어 다닐 정도가 되었습니다. 더욱이 누워 지내던 노인에게 꼭꼭 여러 번 씹어서 음식을 섭취하게 하자 밭농사를 할 정도가 되었습니다. 이를 통해 꼭꼭 오래 씹는 행위가 뇌에 직접적으로 좋은 영향을 미친다는 것을 알 수 있습니다.

셋째, 얼굴 피부가 좋아집니다. 음식을 꼭꼭 잘 씹을 때 귀밑샘에 회춘 호르몬 파로틴이라는 타액이 분비가 됩니다. 이 파로틴이 뼈와 치아를 튼튼하게 할 뿐만 아니라 피부대사를 원활하게 하여 기미와 주름을 방지하여 노화방지 작용을 합니다. 나이가 들어갈수록 파로 틴 분비량이 적어집니다. 중년 이후에는 음식을 꼭꼭 30번 이상 잘 씹는 것을 습관화해야합니다. 그래야 피부가 좋아지게 하는 파로틴 이 많이 분비가 되기 때문입니다.

잘못된 양치질
습관을 버려라

"양치질 하고 나면 잇몸이 부어요."

"식후 곧바로 양치질했는데 치아가 상했어요."

"양치질을 오랫동안 꾸준히 잘 해왔는데 치아가 마모가 되었어요."

양치질을 잘 하고 있다고 자신하는 환자분들의 하소연입니다. 이 분들은 다른 분들보다 양치질에 신경을 써서 했지만 그 결과가 당혹스러울 수밖에 없습니다. 가까이에서 환자분의 이야기를 들어보면 양치질 습관을 잘 지켜온 것을 알 수 있었습니다. 그런데 어떻게 해서 구강과 잇몸, 치아에 문제가 생긴 걸까요?

이분들은 잘못된 양치질 습관을 갖고 있었습니다. 이로 인해 잇몸, 입술 안쪽, 치아에 좋지 않은 영향을 미치고 말았던 것입니다. 양치질의 기본 상식은 '하루 3번, 식후 3분 이내, 3분 동안 칫솔질을 하라'는 양치질의 '333 원칙'입니다. 하지만 어떤 상황에서는 '식후 3분 이내'는 역효과를 야기할 수 있습니다.

미국 일반치과학협회 회장 하워드 갬블 박사팀은 청량음료를 마신 사람에게 20분 내 양치질을 하게 하자, 치아의 상아질이 손상되는 것을 발견했습니다. 이와 반면에 청량음료를 마신 사람에게 30~60분 후에 양치질을 하게 했을 때는 상아질 손상이 크게 줄어든 것을 확인했습니다. 갬블 박사는 말했습니다.

"식후에 바로 양치질을 하는 것은 일반인들의 상식과는 달리 치아를 상하게 할 수 있다. 최소한 30분이 지난 다음에 양치질을 하는 게 상아질을 보호하는 데 좋다."

그러면, 우리가 잘못 알고 있는 양치 습관 10가지에 대해 알아보겠습니다. 이것을 당장 버려야 치아 건강을 유지할 수 있습니다.

① 식후 3분후 양치질하기

바쁘다는 이유로 식후 곧바로 양치질을 하게 됩니다. 당분이 높은 음식, 치아 변색되기 쉬운 커피나 홍차 같은 음식은 곧바로 양치질을 하는 게 좋습니다. 하지만 산도가 높은 탄산음료와 와인을 섭취한 직후, 치질이 약해져 있는 상태에서 양치질을 하면 치아에 손상을 미칠 수 있으니 주의해야합니다. 이런 음식을 섭취한 후에는 물로 입을 헹궈주고 난 30분 후 양치를 하는 것이 좋습니다.

② 칫솔 가득 치약 짜기

치약 광고를 보면 칫솔에 치약을 듬뿍 짜내는 걸 볼 수 있습니다. 이는 실제 치아 건강에 좋지 않습니다. 칫솔기준 1/4 혹은 1/3 정도만 '강낭콩 만큼' 짜서 사용하는 게 좋습니다. 많은 양을 사용하면 치약의 연마제 성분이 치아를 닳게 할 수 있습니다.

③ 양치할 때 물 묻히기

치약의 연마제 성분이 물을 만나면 제 기능을 못하게 되고 거품이 많이 생기게 되어 구석구석 꼼꼼히 칫솔질하기가 어렵게 됩니다. 치약을 묻힌 칫솔에 물을 묻히지 않은 상태에서 양치를 하는 게 더 나은 방법입니다.

④ 세게 힘줘서 닦기

과도한 힘으로 치아를 닦을 경우 치경부(치아와 잇몸의 경계부근)의 기계적인 마모를 유발해 치아가 민감해질 수 있습니다. 양치질의 주목적은 구강 내 치태와 치석 등을 제거해 구강 건강을 유지하는 데 있지만, 과도한 힘과 잘못된 방법으로 양치를 할 경우 오히려 역효과를 경험하게 됩니다. 치아 마모가 생기지 않도록 중등도의 힘으로 가볍게 양치질을 해야합니다.

⑤ 위아래 반복해 닦지 않는다

양치질을 할 때 횡으로 반복해서 닦는 것(횡마법)은 바람직하지 않습니다. 라운드법을 사용해서 치아의 위아래를 반복해서 닦아야합니다. 이때 칫솔의 모(Hair)가 치아 사이, 치아와 잇몸 사이에 정확히 들어가도록 위치시키고 위아래 반복해서 닦아야 합니다.

⑥ 치실 사용하지 않는다

치주 질환의 원인인 플라크(Plaque) 제거에는 구강 보조용품(치실, 치간칫솔)이 도움을 줍니다. 잇솔질과 더불어 치실과 치간칫솔을 사용해 치아와 잇몸 사이의 플라크를 제거해야합니다. 깨끗한 구강을 위해서 구강보조용품 사용이 추천됩니다.

⑦ 혀를 닦지 않는다

칫솔질을 할 때 입안의 세균 물질 25%를 제거하지만 혀까지 닦아주면 세균물질 80%를 제거할 수 있습니다. 사실 구강내 세균의 대부분은 혀나 입천장에 있습니다. 따라서 이를 칫솔로 제거하는 게 좋습니다. 특히 입냄새가 많이 나는 분들은 혀를 청결히 하는 게 좋습니다.

소금물은 알칼리성으로 치약을 어느 정도 대체할 수 있지만 굵은 소금 입자(particle)와 고농도 소금물이 잇몸과 치아를 손상시킬 수 있습니다. 소금은 치약으로 양치질을 한 후 보조적으로 활용하는 게 좋습니다.

우리나라 사람의 평균 양치 시간은 28초에 불과합니다. 양치질하는 시간이 적으면 충분히 치아의 플라크와 음식 찌꺼기를 기계적으로 제거해내지 못합니다. 이와 함께 너무 오래 양치질을 하는 것은 치아의 마모를 일으켜서 치경부 마모증과 시린니를 유발합니다. 양치질은 3분간하는 게 바람직합니다.

칫솔에는 무려 1억 개가 넘는 세균이 있습니다. 따라서 한 달 이상된 칫솔을 사용하는 것은 세균으로 양치질을 하는 것과 같습니다. 한 달 이상 사용하다보면 칫솔모가 변형이 생겨 정상적인 양치질 기능을 할 수 없게 됩니다. 따라서 적절한 시기에 칫솔을 교체해주는 것이 좋습니다.

치아에 해로운 야식을
피할 수 없다면?

요즘 많은 가구에서 편의점에서 구입한 도시락 혹은 배달음식으로 주로 저녁에 야식을 즐기고 있습니다. 한가한 시간에 자주 야식을 먹다보면 어느새 야식이 습관화되어버립니다. 일주일에 꼭 몇 번씩은 야식을 하게 됩니다. 야식은 우리나라 사람들의 문화처럼 자리 잡은 것으로 보입니다.

우리나라 사람은 평균적으로 일주일에 한 번 야식을 한다고 합니다. 이런 야식은 어느 순간 억제할 수 없는 유혹이 되고 말죠. 배가 고파서 야식을 하는 게 아니라 습관성으로 야식을 먹게 됩니다. 저녁 때가 되면 자동적으로 달고 짜고 기름진 음식이 당기게 되는 것이죠. 그렇다면 한번쯤 내 자신이 '야식증후군(night eating syndrome)'에 걸린 것이 아닌지 체크해봐야 합니다.

야식증후군은 1955년 미국 앨버트 스턴커드(Albert Stunkard) 박사가 처음으로 발표한 질환입니다. 이는 '저녁 7시 이후에, 하루 총 섭취 열량의 절반(50%) 이상을 먹는 것'이라고 정의되죠. 이 질환의 대표적인 증상으로는 세 가지입니다.

- 아침에 식욕이 없다.
- 밤에 야식을 찾는다.
- 배고프면 잠을 못 잔다.

야식을 계속 먹게 되는 원인은 스트레스입니다. 스트레스로 인해 세로토닌(Serotonin)을 분비해주는 달달한 음식이 당기게 됩니다. 하지만 야식은 순간의 달콤함을 조건으로 건강에 여러 가지 악영향을 미치고 있는데 대표적으로 치아에 좋지 않은 영향을 미치게 됩니다.

덴마크 코펜하겐대학 제니퍼 룬드그랜 교수팀은 30~60세 남녀 2217명의 6년치 의료기록을 조사했습니다. 조사 대상 성인의 8%인 173명이 야식을 즐겼습니다. 그런데 이 성인들의 치아 손상 정도가 컸습니다. 이들은 야식하지 않는 사람에 비해 충치 등으로 4개 이상의 치아를 더 잃은 것으로 나타났습니다. 결국 야식이 탄산음료인 콜라보다 더 치아에 좋지 않았습니다. 그 이유에 대해 연구진은 이렇게 말했습니다.

"밤이 되면 타액의 흐름에 변화가 생겨 입안이 건조해지기 때문이다. 타액 분비가 적어지기 때문에 밤에 음식물을 먹으면 구강내 잔존 음식물을 타액이 씻어내지 못하게 되고 결국 음식 찌꺼기가 더 많이 남게 된다."

야식이 치아에 좋지 않은 이유는 세 가지입니다. 하나씩 살펴볼까요? 이를 잘 살펴보고 야식이 치아에 해롭다는 것을 잘 기억해야겠습니다.

첫째, 충치가 생기기 쉽습니다. 해가 진 밤에는 구강의 세균을 없애주는 타액 분비량이 줄어듭니다. 타액은 음식을 분해할 뿐만 아니라 입안의 음식 찌꺼기와 함께 세균을 제거해줍니다. 밤의 타액 분비량이 적어서 음식 찌꺼기와 세균이 그대로 남게 됩니다. 따라서 야식후 그대로 입안을 방치하면 충치나 잇몸질환이 생길 가능성이 높습니다.

둘째, 치아가 마모되기 쉽습니다. 늦은 밤 야식에는 이빨로 세게 물거나, 당기거나, 끊어서 먹는 음식 종류가 꽤 많습니다.

치킨, 곱창, 족발, 각종 술 안주류 등을 들 수 있죠. 이런 음식을 먹을 때 치아를 세게 사용하다보면, 치아 표면이 닳게 됩니다. 그 정도가 심할 경우에는 치아에 균열이 생기기도 합니다.

셋째, 치아 부식(erosion)이 생기기 쉽습니다. 야식을 즐기는 분들이라면 다들 음식을 먹고 바로 소파나 침대에 누워본 경험이 있습니다. 그때 어땠습니까? 소화가 잘 안되어 불편하지 않았습니까? 그렇습니다. 야식 섭취 후 짧은 시간 내에 잠을 자면 위산 분비가 늘어나 식도로 역류하게 됩니다. 이때 강한 산성인 위액이 치아와 만나면서 치아 부식을 일으킵니다.

야식은 멀리하기 어려운 게 사실입니다. 치아 건강을 위해 야식을 끊는 것은 비현실적입니다. 그렇다면 불가피하게 야식을 하더라도 어떻게 하면 치아 건강을 유지할 수 있을까요? 두 가지 방법이 있습니다. 이 방법을 잘 실천하여 야식으로부터 치아의 건강을 잘 유지해야합니다.

① 평소보다 더 꼼꼼히 양치질하세요.

칫솔이 닿지 않는 부분까지 세심하게 닦아줘야 합니다. 충분한 시간을 갖고 양치질을 하여 음식 잔여물을 기계적으로 닦아내고 충치균이 생기지 않도록 해야 합니다.

② 과일, 채소를 많이 섭취하세요.

기름진 음식에서 음식 찌꺼기가 많이 생기며 이로 인해 구강내에 세균이 발생할 수 있습니다. 따라서 가능하면 저녁에 야식을 하고 싶을 때 고구마, 사과 같은 과일이나 오이 같은 채소의 섬유질 음식을 섭취하세요. 그러면 음식물 찌꺼기와 세균 제거에 좋습니다.

치아 건강에
좋은 음식을 먹어라

"양치질을 잘 하는데 어째서 치아가 누렇게 되었는지 모르겠어요."

한 직장인 환자가 물었습니다. 이에 필자가 물었어요.

"혹시 흡연을 하십니까?"

환자가 대답했습니다.

"담배는 전혀 안 해요."

필자는 대충 짐작할 수 있었습니다.

"커피 자주 마시죠? 커피 때문에 치아가 착색이 된 것으로 보입니다."

환자는 역시나 직장에서 하루 평균 서너 잔의 커피를 마시고 있었습니다. 아무리 평소 식후 양치질을 잘 한다고 해도 커피를 마신 후에 양치질을 하기란 힘든 게 사실입니다. 매번 커피를 마신 후 화장실로 가서 양치질를 하는 것은 매우 번거로운 일이 아닐 수 없습니다.

하지만 이로 인해 치아 착색이 생깁니다. 커피의 씁쓸한 맛을 내는 탄닌 성분의 검은색 색소가 단백질과 결합해 치아를 누렇게 변색시킵니다. 특히, 뜨거운 커피를 마실 때 치아의 결정이 팽창이 되기에 더 쉽게 착색이 됩니다. 문제는 이 착색이 그 자체로 끝나지 않는다는 점입니다. 치아가 착색이 되면 플라크(Plaque)가 더 쉽게 만들어지게 됩니다.

필자는 그 환자에게 커피를 끊으라고 하는 것이 절대 불가능한 것을 알기 때문에 차선책으로 이렇게 조언을 해주었습니다.

"가능하면 뜨거운 것보다 차갑게 해서 드세요. 그러면 착색이 되는 것을 최대한 막을 수 있죠. 그리고 빨대를 사용하세요. 커피가 치아에 닿지 않고 그대로 혓바닥 안쪽으로 흘러가게 됩니다. 마지막은 우유와 섞어서 드세요. 우유의 카제인 성분이 착색을 막아줍니다."

평소 사람들이 즐겨 먹는 음식 중에 치아에 해로운 것 네 가지가 있습니다. 오렌지와 레몬 등의 감귤류, 식초에 절인 채소, 말린 과일, 커피입니다. 커피에 대해서는 앞서 설명해드렸으니, 순서대로 나머지 세 가지를 알아보겠습니다.

감귤류는 신맛을 내는 산 성분이 치아의 맨 바깥층인 법랑질(Enamel)을 부식시킬 수 있습니다. 자몽주스는 탄산음료와 콜라만큼이나 강한 부식성이 있습니다. 식초에 절인 채소는 식초의 산 성분이 치아를 직접적으로 해를 끼칩니다. 말린 과일은 당분이 많은데다 끈적끈적해서 치아에 잘 달라붙어 잔존 찌꺼기를 많이 생기게 합니다.

평소 커피를 즐겨 마시는 사람이 감귤류를 좋아한다면 치아에 매우 치명적이지 않을 수 없음을 이해할 수 있을 겁니다. 식초에 절인 채소를 좋아하고 동시에 말린 과일을 좋아하는 것 역시 마찬가지입니다. 이런 음식을 섭취할 때 특별히 주의를 해야 합니다. 식후에는 반드시 양치를 해야 한다는 것을 잊지 말아야 합니다.

치아에 해로운 음식이 있다면 그 반대로 치아 건강에 좋은 음식이 있지 않을까요? 평소 꾸준히 섭취하면 치아에 좋은 6가지 음식이 있습니다. 이 음식을 잘 기억해두고, 치아 건강을 위해 자주 먹는 습관을 길러야하겠습니다.

① 사과, 고구마, 오이, 양파, 브리콜리 등의 섬유질 과일과 채소

섬유질이 풍부한 음식은 입안의 세균과 음식 찌꺼기를 제거하는 효과가 있기 때문에 치주 질환 예방에 좋습니다. 사과는 치아 표면을

깨끗이 닦아주며, 오이는 입안 수분 유지를 해주고, 양파는 항박테리아 성분으로 치아의 플라크를 억제해줍니다. 또한 브리콜리는 칼슘이 많아서 치조골을 튼튼하게 해줍니다.

② 아몬드, 땅콩 등의 견과류

견과류에는 풍부한 미네랄과 비타민이 들어 있어서 잇몸과 치아를 보호해줍니다. 특히 아몬드의 칼슘 성분이 치조골 건강에 좋습니다. 하지만 견과류의 경우 매우 단단한 음식이기 때문에 즐겨 먹는다면 치아가 기계적으로 마모되기 쉽다는 것을 유념하셔야 합니다.

③ 치즈

치즈의 인산염과 칼슘이 산을 중화시켜 주기 때문에 치아가 화학적으로 부식되는 것을 방지해줍니다. 산이 많은 탄산음료, 절인 채소, 화이트와인 등을 먹은 후에는 치즈 한 조각을 섭취하는 게 치아 손상을 막아줍니다.

④ 고등어

고등어는 오메가3가 풍부한 음식으로, 불소 성분이 있어서 충치를 예방하고 치아밀도를 높여줍니다.

⑤ 녹차

녹차의 폴리페놀 성분이 항산화 작용을 하여 체내 유해 활성산소를 제거합니다. 또한 불소 성분이 충치를 예방해줍니다.

⑥ 우유

우유는 칼슘과 무기질이 풍부해 치아 표면을 코팅해주는 역할을 합니다. 또한 잇몸뼈를 튼튼하게 해줍니다.

PART **4**

:

환자를
존중하는 치과는?

대기실은
진료실 청결의 척도

"카페 같은 분위기가 너무 좋았어요."
"편한 분위기의 느낌이었습니다."
"탁 트이고 밝은 조명이 좋습니다."

환자가 치과를 방문하여 맨 처음 가는 곳은 대기실입니다. 대기실
은 말 그대로 잠깐 대기하는 곳에 그치지 않지만 환자는 진료실을 가
기 전에 잠깐 대기실에 앉아 있는 동안 치과에 대한 전반적인 느낌을
받습니다.

치과 대기실 분위기가 환자에게 좋은 인상을 주기도 하고, 반대로
그것이 환자에게 좋지 않은 인상을 주기도 합니다. 때문에 치과에서

는 환자에게 좋은 인상을 주기 위해 대기실을 청결하게 하는데 많은 정성을 기울이게 됩니다.

호텔도 그렇습니다. 필자도 봉사활동이나 교육세미나 등으로 해외에 나갈 때면 잠시 호텔에 머뭅니다. 호텔 로비에서 수속을 밟게 되는 찰나의 순간에 로비에서 호텔에 대한 전반적인 느낌을 받습니다. 감각적이고 청결한 로비를 접하면 객실은 직접 보지 않아도 마음에 들게 됩니다. 십중팔구 머무르는 객실 역시 고급스럽고 감각적이며 청결하기 때문이죠. 하지만 인테리어는 좋은데 꼼꼼하게 청소를 하지 않은 청결하지 못한 로비를 접하게 되면 객실 역시 청결하지 못할 것이라는 선입견이 들기 마련입니다.

치과는 호텔과 본질적으로 성격이 다릅니다. 치과는 사람을 치료하는 곳이기 때문에 엄격한 기준의 위생 관리가 유지 되어야하는 곳입니다. 청결함은 기본중의 기본이며, 치과 진료실은 3가지 기준에서 청결해야합니다.

- 1인 1기구 사용
- 기구 멸균
- 꼼꼼한 청소

하나씩 알아볼까요? 먼저, 환자의 구강을 다루는 진료 특성상 한 환자에게 한 기구를 사용하는 게 위생적입니다. 더러 비용을 아끼려고 다른 환자가 쓴 것을 사용하는 곳도 있을지 모르겠지만 필자의 치과를 비롯해 환자 건강을 최우선으로 신경 쓰는 치과는 1인 1기구를 원칙으로 하고 있습니다. 1회용 기구는 사용 후 즉각 폐기를 해야 합니다.

다음, 진료 기구를 수시로 멸균을 해야합니다. 요즘 치과에서는 플라즈마 멸균기를 구비해 빠른 시간에 기구를 보호하면서 소독 멸균을 하고 있습니다. 1인 1기구 소독 포장하기, 기구 세척하기, 기구 건조하기, 핸드피스(윙 소리를 내면서 충치제거하거나 치아 다듬는 기구) 소독, 체어 소독, 타구대 소독, 오염된 물질 폐기 등은 번거롭지만 손으로 청결하게 관리해야합니다. 필자의 치과에서는 기구멸균과 청결을 담당하는 인원을 따로 뽑아서 관리 중입니다.

마지막, 청소입니다. 진료에 직접적으로 연결이 되지 않지만 바닥이나 유리창, 휴지통 등을 매일 꼼꼼히 청소해야합니다. 임플란트, 발치 등 침습적인 치료를 할 때는 감염 위험성이 크기에 특히 멸균이 중요합니다. 깨끗하지 못한 환경으로 생긴 세균이 환자에게 옮기는 의원성 감염을 방지하기 위해 진료실은 철저히 청결하게 유지 관리

해야합니다. 필자의 치과에서는 매주 1회 대청소와 진료 후의 소독하고 있으며, 청소 인원을 따로 고용하여 청결에 신경쓰고 있습니다.

전화 응대시
환자 배려하는 치과

　낯선 사람과 만날 때는 말 한마디가 중요합니다. 상대방이 습관적으로 내뱉는 첫마디를 듣고 상대방이 어떤 사람인지를 판단하기 때문입니다. 사람들은 처음 만나는 사람의 말투에 쉽게 상처를 받기도 하지만 반대로 따뜻한 정감을 느끼기도 합니다.

　환자 입장에서 치과는 모르는 사람과 같은데, 치과 입장에서도 환자는 모르는 사람입니다. 환자는 진료를 받으러 치과에 방문하고자 제일 먼저 전화를 걸게 되는데, 이때 치과에서 환자에게 그리고 환자가 치과 전화응대 직원에게 어떻게 말을 하느냐가 매우 중요합니다. 스마트폰 너머에서 들리는 직원의 한마디의 말투가 환자에게 미치는 영향이 매우 큽니다. 이와 마찬가지로 환자의 한마디 말투가 치과 직원에게 미치는 영향이 지대합니다.

김포공항 앞에 사는 어르신 환자가 잠실의 모 치과를 찾아가려고 전화를 했습니다. 환자는 버스를 타고 치과를 방문하고자 직원에게 버스 노선을 물었습니다. 이에 응대하는 치과의 두 유형이 있습니다.

A: "버스노선을 잘 몰라서요. 지하철이 편하니 지하철로 오세요."
B: "잠시만 기다려주시면 알려드리겠습니다. ..... 음, 버스노선을 보니까 김포공항 앞에 계시면 6000번을 타시면 잠실역으로 오실 수 있어요. 치과가 잠실역에서 가까우니까 도착 후에 또 전화를 주시면 위치를 자세히 알려드리겠습니다."

A와 B의 대답이 확연히 다릅니다. A는 평소 전화응대 준비가 안되었다는 것을 보여주고 있습니다. 환자 자신은 버스를 이용하겠다고 했는데 버스 노선을 알려주지 않고 지하철을 이용하라고 했으니 무시당한 느낌을 가질 수 있습니다.

B는 친절하게 버스노선을 찾아서 방향을 제시했습니다. 먼 곳에서 치과로 오는 버스노선을 잘 알기 힘들지만 직원은 잠깐 동안 검색을 한 후 버스노선 번호를 알려주는 배려를 보인 것입니다.

보통 직원들은 온갖 업무에 치여 지내기 때문에 이렇게 한 환자의 전화 통화에 정성을 기울이기는 쉽지 않은 일입니다. 그런데 이 직원이 이렇게 친절하게 응대를 한 것은 조금만 신경 써서 보면 그 이유를 알 수 있습니다. 바로, 이 치과는 전화 응대 매뉴얼이 만들어져 있기 때문입니다.

전화응대 매뉴얼은 환자 전화가 왔을 때 어떤 자세로 어떻게 말을 하는지를 규칙으로 정해 놓은 것입니다. 직원은 이 정해진 규칙에 따라 전화 응대를 하게 되어 있고 자신의 기분이나 개성을 드러내지 않습니다. 오로지 정해진 룰에 따라서 전화 통화에 응대하는 것입니다. 이때, 직원은 자신의 감정을 거칠게 드러내는 환자들에 의해 큰 스트레스를 받기도 하기 때문에 상호 배려가 중요하다고 하겠습니다.

치과에서 전화응대 매뉴얼로 사용되는 전화응대 3:3:3 기법이 있습니다.

- 벨이 3번 울리기 전에 전화를 받는다.
- 3분 안에 통화를 마친다.
- 고객이 끊은 후 3초 후에 수화기를 내려놓는다.

이를 살펴보면 환자와 전화 통화를 잘 하기 위해서는 신속함, 친절, 예의가 필요함을 알 수 있습니다. 우선, 치과 내부의 상황에 따라 가끔은 지켜질 수 없지만 환자의 전화는 최대한 3번 벨이 울리기 전에 신속히 받아야 하는 것을 원칙으로 정하고 있습니다.

다음, 전화 응대는 차분하면서도 적절한 톤으로 해야 합니다. 백화점에서 직원들이 말을 건넬 때, 항공기 탑승 시 스튜어디스가 말을 건넬 때를 생각해보면 항상 미소를 잃지 않고 이미지 개선에 힘쓰는 것을 알 수 있습니다. 유의할 것은 응대 직원이 그렇듯이, 환자 또한 응대 직원을 배려해야 할 것입니다.

마지막, 예의를 지켜야합니다. 흔히 바쁘다는 이유로 환자보다 먼저 수화기를 내려놓는 일이 있는데, 이렇게 되면 치과 이미지가 상당히 차갑게 느껴집니다. 그러므로 직원은 환자가 먼저 전화를 끊은 후 3초 후에 끊는 게 좋습니다.

환자는 이러한 전화응대 매뉴얼이 만들어진 치과에서 진료를 받는 게 좋습니다. 직원들이 일사분란하게 환자에게 친절하게 응대하기 위해 철저히 준비가 되어 있기 때문입니다. 전화응대가 잘 되어 있다면 내원 후 접수, 진료실 안내, 원장님 진료, 상담, 예약과 수납의 모든 과정에 친절한 환자응대 규칙이 만들어졌다고 보면 됩니다.

하지만 여러 이유로 전화응대 직원이 스트레스를 받고 힘든 경우가 있음을 알아야합니다. 치과에서 환자 응대에 힘쓰는 것처럼, 현명한 환자라면 전화통화 시 치과 응대 직원을 배려하는 마음을 가져야 합니다. 그러면 치과에서는 더 기분 좋은 마음으로 내원하시는 환자를 더욱더 배려할 수 있을 것입니다.

치과위생사
또한 중요하다

"아니, 간호사가 이런 치료를 해도 되나요?"
"이봐, 빨리 해주라고 했잖아."
"이 직원이 말이 안 통하네."

가끔씩 치과에서 환자로부터 들을 수 있는 말입니다. 치과에서 근무하는 치과위생사를 향한 가시 돋친 말이죠. 비교적 나이가 어린 치위생사에게 거칠게 무리한 요구를 하거나 함부로 대하는 일이 있습니다.

보통, 치과위생사는 줄여서 '치위생사'라고 합니다. 치과는 대부분의 치료를 손으로 해야 하는 특성상 치위생사들 여러 명이 근무하고 있습니다. 가끔 환자분들이 치위생사를 무시하는 경우가 있는데, 그 존재와 역할을 깎아 내리는 것입니다. 치과위생사는 엄연히 국가고시를 패스해야하는 전문직이고 치과위생사가 치과에서 차지하는 비중은 상당히 큰 편입니다.

치과위생사는 지역주민과 치과질환을 가진 사람을 대상으로 구강보건교육, 예방치과처치, 치과진료 협조 및 경영관리를 지원하여 국민의 구강건강을 증진하는 일을 하고 있습니다. 구체적으로 치과위생사의 4가지 역할을 알아볼까요?

첫째, 구강건강증진을 위해 교육과 연구를 합니다. 국민의 구강건강증진을 위해 학교 사업장 및 영유아, 노인, 장애인, 임산부 등을 대상으로 한 공중구강보건사업에서 중추적인 역할을 수행합니다. 수돗물 불소화사업, 불소용액 양치사업, 구강보건교육자료 개발 등을 담당하죠.

둘째, 예방치과 처치를 합니다. 잇몸병 및 충지 예방을 위해 치석제거(Scaling)와 치태조절, 치아 홈메우기, 불소도포, 구강관리용품사용법 및 칫솔질 교습, 식이조절 등을 수행합니다. 이를 통해 환자가 최적의 구강건강을 유지하도록 하는 역할을 담당합니다.

셋째, 치과 진료를 협조합니다. 치과의사의 지도에 따라 환자의 구강내외 치과방사선촬영 및 현상 환자의 치료계획 수립과 치료 전 교육, 진료과정 협조 및 치료 후 유의사항과 계속관리 교육 등을 실시합니다. 또한 효율적인 치과진료가 이루어지도록 진료실의 전반적인 유지 관리를 담당합니다.

넷째, 진료에 관계되는 물적 인적 자원 관리를 담당합니다. 효율적인 환자진료 시간배정, 진료절차관리, 환자요양급여 및 의무기록 관리, 요양급여비용 청구 및 심사관리, 재료 및 약재관리, 계속 관리제도 운영 등 전반적인 병원관리자로서의 역할을 수행합니다.

치위생사는 치과에서 하는 일이 참 많습니다. 치과의사의 입장에서 치과위생사의 도움이 없이는 제대로 진료를 하기 힘들 뿐만 아니라 치과를 운영하기가 힘들게 됩니다. 그래서 주위의 치과의사들이 실력 있는 치과위생사를 구하지 못해 안달입니다. 맡은 역할을 성실히 해내는 능력 있는 치위생사가 늘 옆에 있다면 치과의사는 매우 든든할 것입니다.

이는 환자 입장에서도 마찬가지입니다. 환자는 자신의 구강을 치료하는 치과 의사를 잘 협조하고 보조하는 실력 있는 치위생사를 원할 것입니다. 같은 맥락에서 예방과 처치를 잘 해주는 치위생사를 바랄 것입니다.

법적으로 치과의사와 치과위생사가 하는 업무가 정해져 있고 협력 시스템이 만들어져 있습니다. 하지만 가끔 환자들은 치과의사가 진료를 다 하지 않는다고 불만을 가지는 경우가 많습니다. 앞서 치위생사의 4가지 역할에서 살펴보았듯이 이는 잘못된 생각입니다. 치과위생사는 명백히 예방차원에서 스케일링과 치아 홈메우기를 할 수 있습니다. 간혹 환자들 중 일부가 네가 뭔데 치과의사가 하는 치료를 하느냐며 치위생사를 무시하는 일이 있는데 참으로 애석한 일이 아닐 수 없습니다. 실력 있는 치과의사가 중요하듯이, 실력 있는 치위생사 역시 중요합니다.

치위생사는 치과의사의 치료를 도울 뿐만 아니라 법적으로 비외과적 치료는 단독으로 할 수 있는 전문직입니다. 치위생사에게서 스케일링을 받아 보신 분, 치아 홈메우기를 받으신 분 꽤 많을 것입니다. 오랜 시간 해당 예방치료의 경력을 쌓은 치위생사가 잘하는 게 당연할 것입니다.

가끔 바쁘다는 이유로 치위생사에게 치과의사가 법적인 범위를 벗어난 외과적인 치료를 맡기는 행위는 잘못된 것입니다. 치과의사와 함께 치위생사 또한 치과에서 맡은 비중이 매우 크고 치과의사와의 원활한 협력 시스템으로 최선을 다해 환자들을 돌보고 있습니다.

현명한 환자라면 치료를 받을 때 치위생사의 역할을 존중하고 응원을 해 주세요. 그러면 의료진들은 더 나은 치료를 위해 노력할 수 있을 것입니다.

환자의 말을
경청하는 치과

치과는 어떤 병원보다 환자와 직원들 사이에 커뮤니케이션이 잘 이루어져야하는 곳입니다. 의료진과 환자 사이에 원활한 소통이 이루어지려면 서로 경청하는 자세를 가져야합니다. 의료진은 환자의 말을 끝까지 경청하고, 환자 또한 본인이 어디서 들어서 알고 있는 사실과 다른 전문가의 말을 경청하고 신뢰하는 자세를 가져야합니다.

특히, 의료진의 경청이 중요합니다. 치과에서는 경청이 특별한 역할 3가지를 합니다.

첫째는 환자를 존중하는 마음을 보여줍니다. 처음 치과를 내원한 한 환자가 있다고 해봅시다. 이 환자는 자신의 소중한 몸을 치료하는 치과에 대한 약간의 두려움과 기대감을 갖게 됩니다. 혹시나 잘못되지나 않을지 하는 두려움이 생기고, 또한 보다 신뢰 있는 치과의사의 진료를 기대하게 됩니다.

이때, 의료진은 환자의 말을 진심으로 경청하는 자세를 보여줌으로써 환자로 하여금 존중 받는다는 느낌을 줄 수 있습니다. 의료진은 환자가 물어보는 것들을 소홀히 하지 않고 성실하게 대답을 해줘야 합니다. 이렇게 직원들이 경청을 한다면 환자는 존중받게 됩니다.

둘째는 정확한 진단과 치료의 초석이 됩니다. 환자는 자신의 현재 겪고 있는 증상과 치과병력 그리고 전신질환 유무를 정확하게 기술해야 의사가 제대로 된 진료를 할 수 있습니다. 그 전에 의료진은 환자가 정확하게 모든 증상을 상세하게 설명할 환경을 만들어줘야 합니다. 치과의사는 물론 상담실장, 직원들은 충분한 시간을 갖고 환자의 말을 경청해야합니다. 그러면 치과의사는 오차 없는 진단과 치료를 할 수 있게 됩니다. 여기서 유의할 것이 있습니다. 환자 또한 본인의 고집으로 의료진의 치료계획을 신뢰하지 않는다면 좋지 않은 치료결과와 예후를 보이게 될 것이기 때문에 의료진의 말을 경청해야 합니다.

셋째는 환자 만족과 서비스 개선을 이끌어냅니다. 일부 환자의 경우 감정적인 어투로 자신의 불만과 요구를 말하기도 합니다. 설령 치과가 옳고 환자가 잘못되었다 하더라도 일단 환자의 말을 경청하고 치과에서 더 최선을 다해야할 부분이 없는지를 되돌아봐야합니다. 이때, 유의할 것은 현명한 환자는 의료진도 감정을 가진 사람이라는 점을 헤아리고 배려하는 마음을 가지는 것이 좋습니다.

치과의 부족한 부분이 무엇인지는 환자의 불만과 요구를 잘 경청함으로써 파악할 수 있기 때문에 절대 환자의 불만과 요구를 허투루 대해서는 안 됩니다. 환자의 불만과 요구를 잘 경청함으로써 환자응대, 진료 면에서의 부족한 부분을 개선할 수 있습니다. 이를 통해 환자 만족도와 서비스의 질이 가파르게 높아질 게 분명합니다.

대기시간을
알려주는 치과

환자들이 치과 방문 시 제일 불만인 것은 오랜 대기시간입니다. 환자들은 몇 십 분만 대기해도 몹시 길게 느껴져서 불쾌한 감정을 느낄 수 있습니다.

치과에서는 늘 최선을 다해 약속한 시간에 맞게 진료하려고 노력합니다. 하지만 여러 가지 요인이 겹치면서 환자가 오래 대기하는 일이 발생합니다. 의료진은 바쁜 시간을 쪼개서 치료를 받으러 온 환자들의 시간이 중요한 것을 아는 만큼 예약 환자들의 대기 시간을 줄이려고 노력하고 있습니다. 치과에서는 환자가 대기하는 불편함을 없애기 위해 예약제를 많이 하고 있습니다. 매일 평균적으로 한 환자당 30분 정도의 진료 시간을 잡고 예약을 받고 있습니다. 이렇게 예약제를 실시하면 환자는 미리 와서 대기하는 시간을 아낄 수 있고 의료진 또한 진단과 치료에 원활한 시간분배가 가능해집니다.

예약제를 한다고 해서 대기환자가 생기지 않는 게 아닙니다. 막상 대기하게 되는 환자들은 이런 반응을 보입니다.

"기껏 예약을 하고 왔는데 벌써 20분이나 기다리다니 이게 말이 됩니까?"

"예약제면 칼같이 시간을 엄수해야죠. 왜 대기 시간이 생기나요?"

"예약했는데 대기하게 되면 오늘 내 스케줄이 줄줄이 지연됩니다."

이런 일은 어느 치과에서나 발생 가능합니다. 의료는 건물을 짓는 것처럼 기계적인 것이 아니기에 항상 예외적인 상황이 발생하므로 일부 환자의 진료 시간이 예상보다 길어지는 일이 발생하기 때문입니다. 게다가 예약 환자가 늦게 도착하거나 펑크를 내는 일도 있어요. 이렇다 보니, 예약 시간에 정확하게 맞춰서 진료를 하기가 쉽지 않습니다.

물론 예약 없이 찾아온 신규 환자가 있을 때는 예약한 환자를 먼저 진료하는 것을 원칙으로 하고 있습니다. 혹여 시간이 남을 경우에만 다른 예약환자에게 방해되지 않는 선에서 그 신규환자 진료를 해야 하겠습니다. 이렇게 노력을 해도 번번이 예약환자가 대기하는 일이 생기곤 합니다.

예약환자들이 잠깐 동안 대기실에 머무는 시간이 있습니다. 그래서 치과에서 대기실을 안락하게 꾸미는 데 많은 공을 들이고 있습니다. 치과상식책이나 잡지 등 읽을거리를 비치하고 그리고 커피, 녹차 등을 제공해주고 있습니다. 이를 통해 환자가 기다림의 지루함과 불쾌함을 잠시 잊게 되어 체감되는 대기시간이 줄어들게 되는 것입니다.

많은 치과에서는 예약 환자가 대기할 경우를 대비해 별도의 준비를 하고 있습니다. 과연, 환자를 위해 어떤 준비를 하는 것일까요? 지민경 호원대학교 치위생과, 이미라 백석문화대학교 치위생과 연구진은 최근 발표한 '치과 의료소비자의 대기시간과 병원 이미지 및 환자만족도 간의 융합적 연구'에 이렇게 말했습니다.

"예상 대기시간을 들은 경우, 듣지 못한 경우 보다 병원의 대기시간에 대해 긍정적인 반응이 높게 나타났다. 반면 적정 진료시간을 듣지 못한 채 대기하는 경우 대기시간에 대해 매우 부정적으로 나타났고, 병원에 대한 이미지나 환자 만족도도 사전에 예상 대기시간을 들은 경우 보다 매우 낮았다."

환자들은 예상 대기시간을 들으면 장시간 대기를 해도 만족도가 높았습니다. 그리고 남성(53.2%)보다 여성(69.9%)이 장시간 대기하는 것에 민감했습니다.

이 연구를 토대로 할 때, 대기하는 예약환자를 위한 별도의 준비가 무엇인지를 알 수 있겠습니다. 많은 치과에서는 치과 진료 예상 대기시간을 설명해드리고 있습니다.

"기다리게 해서 죄송합니다. 20분만 기다리시면 됩니다."

"불편을 끼쳐드려서 죄송합니다. 앞 환자 치료가 지연되어서 그런데요 15분 기다려주십시오."

이렇게 기다리는 환자에게 예상대기 시간을 알려주는 치과, 그런 치과가 현명한 환자를 위하는 치과입니다.

불안과 통증이
없는 치과

"치과가 무서워서 가기 싫어요."

"임플란트를 해야하는데 너무 치과가기가 불안합니다."

"어릴 때 너무 아픈 기억이 나서 치과가 두려워요."

남녀노소 불문하고 치과란 참 무서운 곳입니다. 이는 일부 예민한 사람에게만 해당되는 걸까요? 그렇지 않습니다. 정상적인 사람 모두가 치과에 대한 공포증을 가지고 있기 때문에 의료진들은 그 마음을 이해하고 최대한 불안을 없애기 위해 노력을 하고 있습니다.

치과 특유의 냄새, 소음, 통증으로 인해 생기는 공포를 '덴탈포비아(Dental Phobia)'라고 합니다. 2030 여성들이 덴탈포비아인 경우가 적지 않은데, 그 대표적인 원인은 이렇습니다.

　　1위: 통증(36%)

　　2위: 소음(26%)

　　3위: 냄새(15%)

　적지 않은 환자들이 이 3가지 원인으로 인해 치과에 대한 불안을 가지고 있습니다. 따라서 환자들은 불안과 통증이 없는 치과를 선호하는 게 당연합니다. 그러면,

　　　　　　　　　　하고 있는지 알아볼까요?

　구강 내는 매우 민감하기 때문에 스케일링을 할 때의 시린 증상에서부터 충치 제거, 사랑니 발치, 임플란트 등을 할 때 출혈과 함께 통증이 뒤따릅니다. 아무리 마취를 잘 한다 하더라도 어느 정도의 불편감은 불가피합니다. 치과에서는 통증을 없애기 위해 마취를 하는데, 마취주사를 맞을 때도 통증이 유발되는 것이 사실입니다.

　이런 점을 대비하여, 치과에서는 치료과정에서 생기는 통증에 대해 충분한 설명을 해 드리고 있습니다. 이 설명을 들은 환자는 치과과정에서 부수적으로 생기는 통증을 잘 이해함으로써 통증 절감을

하게 됩니다.

그리고 치과에서는 무통 마취 주사와 마취제 연고를 사용하고 있습니다. 이를 통해 따끔한 아픔을 줄여주고 있습니다. 그래도 통증에 대한 공포가 심한 환자의 경우에는 곁에서 인형을 안겨주거나 손을 잡아주기도 합니다. 아픈 것에 대한 불안감을 가지게 되면 통증의 역치가 낮아져서 더 민감해지기 때문에 환자들의 심리적 불안 감소를 위해 노력하고 있습니다. 필자의 치과에서는 마취 시 발생하는 통증을 최소화하기 위해 무통마취기(스마트 자동주사 아이젝)를 사용하고 있습니다.

둘째, 소음을 줄여주기 위한 방안

치아를 갈아내거나 보철물을 조정할 때 핸드피스(소형 드릴 모양의 치과 기구)에 의해 윙윙거리는 소리와 함께 드르륵 거리는 요란한 소리가 납니다. 그리고 입안에 고인 물을 빨아드리기 위해 석션이 작동할 때 불쾌한 소리가 납니다. 이 소리를 다른 곳이 아닌 머리와 가장 가까운 입안에서 나온다면 그 불안이 매우 클 게 당연합니다. 그래서 가끔 치과에서는 귀마개를 씌워 주기도 합니다.

셋째, 냄새를 줄여주기 위한 방안

병원이기 때문에 당연히 치과 수술실에는 약품냄새가 나기 마련

현명한 환자를 위한 치과백서

입니다. 과거에 많이 사용한 아말감 그리고 인레이 치료 중에 쓰이는 충전물 지오이(ZOE, zinc oxide eugenol)가 대표적인 냄새의 원인입니다. 일부 환자들은 이 치과 특유의 냄새로 인해 불안감을 가지고 있습니다.

어떤 게 효과적인 방안이 될까요? 현재 몇몇 치과에서는 아로마 테로피 요법을 활용하고 있어요. 마음을 진정시켜주는 향기를 은은하게 퍼뜨림으로써, 약품 냄새를 중화시키는 것입니다. 이를 통해 환자는 냄새로 인한 불안을 누그러뜨릴 수 있습니다.

치과에서는 세 가지 방안으로 환자의 불안과 통증을 줄이기 위해 애쓰고 있습니다. 그런데 이것만으로 부족한 환자가 있습니다. 애초에 치과 입구에 들어서자마자 얼어붙어버리는 환자, 어릴 때 치과에서 극심한 불안과 통증을 경험한 것으로 인해 트라우마가 생긴 환자들이 그렇습니다. 이런 환자에게는 진정 약물을 통해 '수면치료'를 하고 있습니다. 수면치료를 하면 잠자는 듯한 상태에서 치료를 받기 때문에 통증, 소음, 냄새 그 어느 것도 느낄 수 없습니다. 하지만 수면치료 역시 깊은 마취제를 사용하기 때문에 몸에 좋지 않은 영향을 끼칠 수 있다는 것과, 환자의 전신질환 영향으로 큰 사고가 발생할 수 있다는 것을 현명한 환자들은 유념해야 할 것입니다.

치과가 두렵고, 치과 하면 통증이 떠오르십니까? 환자를 존중하고 배려하는 치과에서는 환자의 불안과 통증을 최소화하기 위해 여러 가지 방안을 마련하고 있기 때문에 걱정을 조금은 내려놓으셔도 좋을 것 같습니다.

PART 5

후회없이 상담과
진료를 받으려면?

치과마다 치료비용이
다른 이유는?

A: "잇몸 치료받으러 다른 치과 갔는데 거기서는 공짜로 해주는데 여긴 왜 치료비를 받나요?"

B: "왜 선생님 치과는 다른 치과보다 임플란트와 크라운이 비싸요. 다른데 갈래요."

두 환자에게서 이런 불평을 들었습니다. A의 경우, 잇몸치료는 국민건강보험 진료로서 일률적으로 모든 치과가 같은 본인부담금을 받게 되어 있습니다. 본인부담금을 할인하고 면제해주는 치과는 나라를 상대로 불법을 저지르고 있고, 또한 환자를 범법자로 만드는 행위를 하고 있는 것입니다. 때문에 이런 치과는 거르시는 것을 추천드립니다. 불법을 저지르는 곳이 제대로 된 의료행위를 하고 있는 것인지를 현명한 환자는 잘 판단하셔야 합니다.

예를 들어, 서울 **구 **치과는 "65세 이상 보험 임플란트를 하시면 5만원을 드립니다"라는 문구로 불법 환자 유치를 했습니다. 환자 입장에서는 돈을 준다니 좋겠지만 엄연한 본인부담금 40여 만원을 받지 않는 불법을 저지른 경우라서 신고를 당하여 재판에 넘겨져 실형을 받은 사실이 있습니다.

B의 경우는 치료의 질보다는 싼 가격을 중시합니다. 모든 치료는 과정이 복잡하기 때문에 전문성이 필요하고 원가비용이 매우 크기 때문에 병원에서는 합당한 수가를 받을 수밖에 없습니다. 비상식적으로 저렴한 치과는 당연히 좋은 재료와 양질의 진료혜택 그리고 향후 A/S에 소홀해질 수밖에 없습니다만, 현명하지 못한 환자들은 싼 치과가 좋은 곳이라는 잘못된 관념을 가지고 있습니다.

얼마 전에 한 환자분이 필자의 치과에 내원하여 진료과정 중 임플란트 가격이 너무 비싸다는 말로 의료진에게 험담을 한 적이 있습니다. 치과마다 임플란트 비용이 다른 것은 술기의 난이도와 재료 그리고 의료진의 기술에 따라서 가격이 다르기 때문입니다. 그 환자분은 싼 치과로 보내드렸습니다만 결국 몸소 저렴한 곳의 단점을 체험 후 필자의 치과로 돌아오게 되었습니다.

초밥도 고급 호텔 식당에서 먹는 초밥은 좋은 재료와 셰프의 기술 때문에 더 비싸고, 무한리필집 초밥의 경우는 재료의 질이 떨어지기 때문에 가격이 낮을 수밖에 없습니다. 이런 것을 생각하면 치과마다 치료비용이 다른 이유를 쉽게 이해할 수 있습니다. 싼 가격의 치료를 하는 의료진은 그만큼 싼 진료를 할 수 밖에 없는 구조하에 있습니다. 현명한 환자들은 본인 몸을 더 소중하게 생각하여 판단기준을 가격에만 두지 말아야합니다. '값싼 치과가 좋은 곳이고, 상대적으로 비싼 곳이 과잉진료 치과다' 라는 인식을 버리셔야 합니다.

치과 치료는 비용만으로 좋다 나쁘다 판단하기 어렵습니다. 비싸더라도 튼튼하고 증명된 재료로 치료를 할 경우 당장에는 비용이 크게 지출이 되지만, 장기적으로 볼 때는 오히려 재치료가 발생할 가능성이 줄어들기 때문에 추가 비용이 생기지 않아서 비용 절감이 되죠. 치료비가 싸서 좋은 측면이 있으며 마찬가지로 비싸더라도 긍정적인 측면이 있으므로, 환자는 자신의 증상에 맞는 최적의 치료를 선택하는 게 중요합니다.

그렇지만 확실히 치과 치료비가 가계에 큰 부담이 되는 게 부정할 수 없는 현실입니다. 의료기관 진료가 필요함에도 불구하고 받지 못한 비율을 뜻하는 '미충족 의료율'을 보면 치과가 높은 축에 속합니다. 2019년 기준, 일반 병·의원의 미충족 의료율이 6.6%인데, 치과 미충족 의료율은 30.9%로 나왔습니다. 이는 무엇을 뜻할까요? 이는 이가 아파도, 잇몸에 염증이 생기거나 피가 나도 치과를 찾지 않는다는 말입니다. 치과에 대한 막연한 두려움과 통증이 생기지 않으면 방문하지 않는 습관, 건강보험이 적용되지 않는 항목에 따른 가계의 부담 등이 이유가 될 것입니다.

따라서 환자 입장에서는 조금이라도 저렴한 치료비용을 선호하는 게 당연합니다. 그러면 어떻게 하면 합리적인 비용으로 치료를 효과적으로 받을 수 있는지 알아보도록 하겠습니다.

1. 동네치과에서 진료받기

대한민국은 동네마다 치과가 있을 정도로 치과 수가 많고 의료 접근성이 전 세계적으로 가장 좋은 나라입니다. 이들 치과는 모두 전문적인 치과 의료진이 운영하고 있기에 치료를 받는데 충분한 조건을 갖추고 있습니다. 상급 대학병원에 비해 치료비에 부담을 느끼는 환자들에게는 부담이 덜 발생합니다. 대한민국 의사와 치과의사들은 축구로 비교하자면 동네에 즐비한 메시, 호나우드와 같습니다. 그만큼 세계에서 가장 저렴하고 실력이 가장 뛰어난 의료 인재들이 동네에 즐비하다는 것은 업계에서 잘 알려진 사실입니다.

2. 평균적인 치료비 선에서 치료받기

2021년 기준 대표적인 치과 진료의 평균 비용을 다음과 같습니다. 이를 참고하여, 평균 비용을 넘지 않거나 조금 넘는 선에서 효과적인 진료를 받을 수 있어야하겠습니다.

- 엑스레이 촬영 비용

  : 평균 8,175원(최소 2,900 ~최대 14,300원)

- 스케일링(전악 기준)비용

  : 치과의원급 15,000원(최대 32,990원)

- 레진 비용

  : 평균 120,000원(최소 3,500~ 최대 220,000원)

- 신경치료 비용

  : 평균 43,247원(최소 1,700~ 최대 280,000원)

- 치아미백 비용

  : 평균 219,575원(최소 55,000~ 최대 1,500,000원)

- 사랑니 발치 비용

  : 평균 44,606원(최소 4,000~최대 350,000원)

- 교정상담 비용 & 정밀검사 비용

  : 평균 8,705원(최소 무료~ 최대 30,000원) & 평균155,000원(최소 무료~

  최대 300,000원)

환자를 배려해주는
상담실장은?

"광고를 많이 하는 한 치과에 갔는데, 병원 직원이 의사처럼 진단과 비용 모든 것을 결정하고 있었습니다. 비용이 싸서 그 치과에 갔지만 치료가 잘못될 것 같아서 치료를 받지 않고 나왔습니다."

치과는 각각 시스템 다르고 의료법에 따라 의사와 직원들 사이에 역할 분담이 나뉘어져 있습니다. 의사는 환자 치료에 전념해야 하기 때문에 전문적으로 교육을 받은 상담실장이나 진료실 직원들이 먼저 예진(실제적 진단 전 미리 행하는 예비진단)을 진행합니다. 이후, 의사가 직접 와서 진단을 내리게 되는데 확정 진단이 세워지면 상담실장과 함께 비용 상담을 시작하게 됩니다. 이렇게 예진과 진단을 함께 하게 됨으로써 토탈 치료 계획을 정확하게 세울 수 있습니다. 한 번 보면 놓치는 것이 생길 수 있기 때문에 두 번 세 번 다른 의료진과의 소통을 통해 치료계획을 더 정확하게 세우게 됩니다.

치과에서 상담실장과 진료실 스텝들이 차지하는 비중은 의사만큼이나 높습니다. 의사가 진료실에서 진단과 치료를 전담할 때, 상담실장은 상담실에서 많은 시간을 할애하여 환자와 대화를 나눕니다. 의사들은 관행적으로 장사꾼의 이미지를 벗기 위해 비용 상담을 하지 않습니다. 때문에 상담실장이 어떻게 상담을 하느냐에 따라 환자가 치료를 선택하기도 하고, 그렇지 않기도 합니다. 환자 입장에서는 상담실장이 치과를 선택하는 중요한 기준이 됩니다. 현명한 환자라면 다음의 3가지 사항을 지키는 상담실장을 확인한 후, 치과를 선택하세요.

1. 예진은 하지만 절대 진단을 하지 않는다.

상담실장은 의사의 직접적인 진단 결과에 근거해 치료계획과 비용을 설명을 해줍니다. 상담실장과 진료실 의료진이 의사가 진단을 내리기 전에 미리 예진을 할 수는 있지만, 의사의 확정 진단 없이 치료계획을 세우고 상담을 하지 말아야합니다.

상담실장은 상담실에서 꽤 긴 시간 환자와 대화를 합니다. 첫 방문 시 의사의 진단결과, 치료 계획과 방법, 진료수가 등에 대해서 이야기를 나눕니다. 배려심 있는 상담실장은 전문용어를 쉽게 풀어서 설명을 해줍니다. 환자가 쉽게 이해할 수 있도록 말로만이 아닌 시각 자료를 내보이면서 현장감 있게 설명을 합니다. 이런 상담실장의 설명을 들으면 환자는 치료에 대한 필요성과 치료 결과에 대한 확신을 갖게 됩니다.

치과도 일종의 중소기업이기 때문에 비싼 장비와 치료 재료, 임대료와 인건비 부담이 타 업종에 비해 굉장히 높아서 현상유지를 위해 어느 정도의 수익이 보장되어야 하는 것이 사실입니다. 하지만 필요 없는 치료를 진행해서 수익을 극대화하는 과잉진료는 해서는 안 될 것입니다. 상담실장은 치료를 하는 원장과 환자 사이의 중간자 역할인 치과 매니저 역할을 합니다. 상담실장은 병원에서 정해 놓은 치료수가에 근거하여 의사가 내린 치료계획에 따라 시술 과정과 치료비용을 제시하게 됩니다.

환자 입장에서는 과도하게 많은 치료를 요구하는 것은 아닌 건지, 나를 돈벌이 수단으로 여기는 것이 아닌지를 판단하기가 매우 힘듭니다. 필자는 네이버 지식in 전문 상담가로서 상담을 하다 보면, 치료받는 치과에서 물어봐도 될 질문을 던지는 분들을 심심치 않게 만날 수 있습니다. 현명한 환자는 궁금점을 충분히 물어보고 치료의 당위성을 잘 설명해주는 치과를 선택하는 것이 좋습니다. 하지만 값싼 치료비가 치과를 선택하는 기준이 되어서는 안 될 것입니다.

의사에게 물어봐야할
10가지 질문

내과나 타 의료진과는 달리 치과의사들은 손으로 환자 개개인을 모두 치료해야 하기 때문에 항상 시간에 쫓깁니다. 그만큼 환자 개개인에게 충분한 시간을 들여 설명을 할 시간이 부족한 것이 사실입니다. 필자는 충분히 환자가 납득이 되도록 설명하도록 노력하고 있지만 환자 입장에서는 제한된 진료 시간에 의사가 하는 말을 잘 이해하고 숙지하기 힘듭니다.

일부 환자는 의사의 진단을 듣고 그에 따라서 치료를 했다가 나중에 불만을 토로하는 일이 있습니다. 의료진은 분명히 치료 과정과 결과, 부작용, 통증, 진료비에 대해 이야기를 했음에도, 환자는 병원에 방문한 자체로 심리적 압박감을 가지기 때문에 모든 설명을 숙지하지 못하고 기억하지 못하는 경우가 많습니다. 때문에 치과에서는 충분한 교육을 받고 업무분담이 된 상담실장과 의료진이 대신해서 환자에게 친절히 진단을 상세히 설명하는 시간을 갖고 있습니다.

환자 입장에서 꼭 필요한 치료를 효과적이며 안전하고 합리적인 비용으로 받고자 한다면, 마냥 말을 듣기만 하기보다는 능동적인 자세로 궁금증을 묻고 대답을 받아야 합니다. 이렇게 할 때 후회하지 않는 만족스러운 치료 결정을 내릴 수 있습니다.

진료실에서 환자들로부터 질문을 간간이 받습니다. 그 가운데는 환자에게 꼭 필요한 것도 있고 그렇지 않은 것도 있습니다. 환자들이 의사에게 꼭 물어보면 좋은 게 어떤 게 있을까요? 2016년 영국 일간 타임스는 미국 클리블랜드 클리닉의 아드리엔 보이시 박사와 워싱턴 대학교 의학대학의 테드 에펄리 박사, 그리고 전문 내과의 롭 다노프 박사에게 자문을 구해 '의사에게 물어봐야 할 9가지의 질문'을 공개했습니다. 여기에 나오는 9가지 질문에 내가 중요하게 여기는 1가지 질문을 추가해 '의사에게 물어봐야할 10가지 질문'을 만들어봤습니다.

현명하게 치료를 결정 내리려면, 반드시 이 10가지 질문을 기억해두는 게 좋습니다. 의사의 진단 설명에서 환자가 부족하다고 느끼는 것이 있다면, 이 10가지 질문에서 몇 개를 제기해서 구체적인 답을 받아보세요.

① "이것이 정말 필요해요?"

치과계는 과잉진료로 몸살을 앓고 있습니다. 치과뿐만 아니라 다른 진료과에서도 불필요한 수술과 치료가 적지 않습니다. 따라서 치과의사 진단에 백 프로 수긍하기보다는 꼭 필요한지 질문을 하고 치료의 당위성에 대한 확답을 받아야 합니다.

② "다른 치료 방법은 무엇이 있을까?"

치과의사는 환자에게 진단을 내리고 그에 따라 치료방법을 알려줍니다. 과거에는 치과의사가 일방적으로 치료방법을 정해주면 그것을 환자가 따라했습니다. 요즘은 환자가 당당하게 다른 선택지가 없는지 질문을 해서 더 효과적이며 합리적인 비용의 치료를 선택해야합니다. 하지만 오랜 기간을 공부와 임상을 경험한 의사들이 내린 꼭 해야 할 치료계획을 거부하고 벗어나는 요구를 하면 안 됩니다.

③ "어떤 결과가 예상되나요?"

환자는 치료를 받으면 최상의 구강상태를 예상합니다. 하지만 지나친 희망은 경계해야합니다. 지금의 증상을 일정 정도 개선하는 것에서 머무를 수 있습니다. 우리 몸은 태초에 선물 받은 그 상태가 가장 최상인 것이고, 대체품이 그것의 100%를 회복할 수 없다는 것을 유념하셔야 합니다. 그렇기 때문에 치료보다는 질환이 이환되기 전 예방관리하는 습관을 가지셔야 합니다.

④ "지금 바로 해야 하나요? 아니면 다음에 다시 와도 될까요?"

모든 진료과가 마찬가지로 의료 특성상 반드시 해야 할 치료는 가급적 빠른 시일 내에 이루어지는 것이 바람직합니다. 그래야 환자 입장에서 시간과 비용을 최소화할 수 있고, 치료 성공률과 예후 또한 높아집니다. 그렇기 때문에 내원한 환자에게 시간적 여유를 갖고 치료를 받으라고 하는 곳은 찾아보기 힘들며, 치료의 책임 당사자가 될 의사는 최대한 빨리 치료를 진행하기를 원합니다. 따라서 환자는 꼭 해야할 치료를 권유하는 의사들을 과잉진료로 몰아가기보다는 해당 치료가 시급한 치료인지 그렇지 않은지를 물어보는 것이 좋습니다.

⑤ "상태를 호전시키기 위해 제 스스로 할 수 있는 것이 있을까요?"

구강의 질환은 잘못된 습관으로 생기는 경우가 허다합니다. 치과에서는 이 질환을 치료하고 약을 처방합니다. 경중의 질환은 환자가 일상에서 습관을 교정하는 것만으로 상태를 호전시킬 수 있습니다.

대부분 환자의 불만이 부작용으로 인해 발생합니다. 모든 의료에는 부작용 없는 100%의 치료가 없고, 치료과정에 피치 못할 부작용이 존재하기 마련입니다. 부작용 대부분의 경우는 의사의 잘못된 치료로 생기는 것이 아닙니다. 향후 발생할 수 있는 부작용에 대해 충분히 질문하는 것이 좋습니다.

검진 결과를 언제, 어떻게 들을 수 있는지 확실히 인지하는 것이 중요합니다. 따라서 환자는 검진 후 귀가하기 전에 반드시 구체적인 날짜를 알아둬야 합니다.

치료비용을 구체적으로 확인해야합니다. 모든 병원에서는 상담 후 동의 받은 치료비용을 차트에 기록해 두지만, 가끔씩 환자들의 기억 왜곡으로 인해 분쟁이 발생하기도 합니다. 비용 문제로 서로 기분 나쁜 일이 발생하지 않도록 정확한 치료비용을 잘 기억하거나 메모해야 합니다. 요즘은 병원에서 비용을 포함한 치료계획서에 환자들의 사인을 받아 두기도 합니다.

⑨ "다른 의사의 의견을 들을 수 있을까요?"

의사마다 개개인의 임상경험과 예후에 대한 안목에 의해 같은 증상에 대한 치료법이 다를 수 있기 때문에 환자는 다른 의사의 의견 청취가 중요합니다. 비용이 많이 나오거나 큰 수술을 동반하는 치료일 경우에는 다른 의사에게 질문을 해보는 것이 좋습니다.

⑩ "제가 해야 할 질문을 안 한 것이 있나요?"

의사들은 제한된 시간에 환자를 보기 때문에 할 말을 다하지 못하거나 환자들의 궁금증을 파악하지 못하는 경우가 있습니다. 따라서 환자가 능동적인 질문을 통해 궁금한 점을 해소하는 것이 좋습니다.

발치 전후
유의해야할 것들

환자들은 구강 내 질환을 원인으로 치아를 뽑게 됩니다. 만성적인 잇몸 염증과 살릴 수 없을 만큼의 심한 충치, 치아 뿌리의 파절, 사랑니, 교정, 그리고 임플란트를 하기 위해 발치를 하게 됩니다. 긴 세월 동안 구강에 뿌리 박혀 있던 치아를 뽑아내는 수술은 결코 간단한 일이 아닙니다.

치아를 뽑아내는 수술은 팔다리의 일부를 잘라내는 것과 비교될 수 있습니다. 발치 한 부위가 잘 아물 수 있도록 수술 전후 각별히 주의를 해야 합니다. 환자들은 발치를 대수롭지 않게 여기는 경우가 있고 동시에 치과에서도 환자에게 꼼꼼하게 유의사항을 전달하지 않는 경우가 많습니다. 자칫 잘못하면 감염되어 농양이 생기거나 신경

마비, 턱관절 통증이 생길 수 있으며, 이로 인해 교정과 임플란트 같은 치료를 원활히 이어가지 못할 수 있습니다.

필자의 치과에서는 발치 환자에게 반드시 발치 전 유의사항 6가지, 발치 후 유의사항 10가지를 세세히 알려드리고 있습니다. 이것을 잘 기억해 두고 발치를 할 때 건강한 구강 상태를 유지하시길 바랍니다.

발치 전 유의사항 6가지

첫째, 전신 건강상태 점검

보통 치과는 구강 내만 관여한다고 생각하지만 모든 치과 치료는 전신질환과 밀접한 관련이 있습니다. 고혈압, 당뇨, 심장질환, 출혈성질환, 약물 알러지 등이 발치와 연관이 되기에 반드시 확인을 해야 합니다. 보통 치과에서는 문진표를 작성하여 이를 파악하고 있습니다. 여기서 더 나아가 치과병력(Dental History)을 체크하여 과거 발치 시 피가 잘 멈추는지, 마취가 잘되는지, 처방약은 문제가 없는지 등을 점검 받아야합니다. 그리고 발치 전에는 발치 중 생길 수 있는 합병증, 발치 후 생기는 합병증이 적힌 '발치수술 동의서'를 작성하게 됩니다.

아스피린과 혈액순환제인 진코민, 오메가3, 감마리놀레산, 비타민E제제 등은 발치나 임플란트 같은 침습적인 치료 후 지혈을 방해하고 심한 출혈을 일으키기 때문에 내과 의사와 협진 후 복용을 중단할 수 있습니다. 간혹, 뇌졸중이나 심장 스텐트 이식술을 받은 환자의 경우 반드시 약물을 복용하지 않으면 사망의 위험이 있기 때문에 수술 전 약물 중단 여부는 협진을 통해 결정되어야 합니다.

발치 후 2~3시간은 합병증 예방과 수술부위의 치유를 위해 식사를 피해야합니다. 따라서 미리 식사를 하는 게 좋습니다.

모든 수술이 그렇듯 수술 전 금주가 필수입니다. 알코올 분해를 위해 간이 해독작용을 하기 때문에 출혈 시 지혈이 용이하지 않게 되고, 수술 부위 상처를 덧나게 할 수 있기 때문입니다.

다섯째, 발치 전에 처방약을 복용하기

발치 수술 전 예방적 항생제의 복용을 위한 외과적 기준이 확립되어 있습니다. 치과의사의 지도에 따라 해당 환자는 반드시 수술 전에 약을 복용하고 내원해야 합니다.

여섯째, 발치는 오전에 하는 게 좋다.

오전이 몸 상태가 더 유리하고 또한 발치 후 생기는 부작용을 당일 대처할 수 있는 이점이 있습니다. 전신질환의 유무에 따라 오후에 발치를 하는 것이 좋은 경우도 있습니다.

발치 후 유의사항 10가지

첫째, 거즈 1~2시간 이상 물고 있기

거즈를 물고 있는 이유는 압박 지혈을 하기 위함입니다.

둘째, 피나 침은 뱉지 말고 삼키기

침과 피를 뱉는 행위로 네거티브 압력이 생겨 피가 다시 날수 있습니다. 침과 피는 반드시 삼켜야 합니다.

셋째, 발치 부위 자극 안하기

발치 한 부위를 손가락이나 혀로 자극하지 않아야 합니다. 양치질을 할 때는 수술 부위를 피해주시고, 치아를 발치한 부위는 일코올이 함유되지 않은 가글액으로 소독하는 것이 좋습니다.

넷째, 발치 후 1주간 술과 담배 금지

술과 담배는 발치 부위 상처가 치유되는 것을 방해합니다. 반드시 발치 후에는 술과 담배를 멀리 해야 하는 것을 기억하서야 합니다.

다섯째, 죽 같은 유동식으로 식사하고, 가급적 발치 부위 반대쪽으로 씹기

씹기에 부드러운 음식을 먹어야 상처부위에 자극이 적습니다. 그리고 음식을 씹을 때는 발치한 곳이 아닌 다른 쪽으로 음식물을 섭취하셔야 합니다. 뜨거운 음식과 자극적인 매운 음식도 상처에 자극을 주니 피하는 것이 좋습니다.

여섯째, 목욕, 찜질과 무리한 운동 삼가기

목욕과 찜질, 운동은 혈액순환을 용이하게 해줘서 상처 부위에서 출혈이 더 심해질 수 있으니 삼가야합니다.

일곱째, 마취가 풀릴 때까지 깨무는 것 주의

마취는 2시간 뒤 서서히 풀립니다. 발치를 위한 마취 직후에는 감각을 느낄 수 없기 때문에 무의식적으로 입술, 볼을 씹을 수 있으니 유의해야합니다.

여덟째, 얼굴에 얼음찜질하기

사랑니를 발치를 하거나 염증이 많은 경우에 간혹 부을 수 있고 멍이 생길 수 있습니다. 이때는 20분 정도 얼음찜질을 하면 도움이 됩니다. 염증부위의 뜨거운 찜질은 염증이 퍼질 수 있기 때문에 금기입니다.

아홉째, 처방약 복용하기

발치 후 치과에서는 염증과 통증 방지를 위해 약을 처방합니다. 처방된 약을 빠뜨리지 말고 복용하는 것이 염증과 통증조절에 유리합니다.

열째, 시간이 경과되어서도 지혈이 안 되거나 통증이 있을 시 내원하기

지혈은 몇 시간 내에 되는 것이 아니며, 간과 혈관에서의 복잡한 인자들의 상호작용으로 생깁니다. 간이 좋지 않거나 혈관질환, 또는 아스피린 같은 약물을 복용하는 분들은 상호작용을 방해하기 때문에 지혈이 느리게 일어나게 됩니다. 발치 후 몇 시간 내에 과도하게 출혈이 되거나 며칠이 지나도 적정량 이상의 피가 나고 통증이 있으면 치과에 전화 후 내원해서 확인을 하시는 것이 좋습니다.

증거기반 치료로
자연치아 살리는가?

"다른 치과에서 뿌리까지 퍼진 충치를 빼서 임플란트를 하는 게 좋다고 하더라구요."

"치아가 너무 흔들려서 신경이 쓰이는데 치아를 빼서 임플란트를 하면 좋겠어요."

치과에 통증이 발생하여 내원한 환자분들의 주된 관심사 곧 주소(Chief complaint)를 나타내는 말입니다. 평생 함께 해야 할 치아를 빼겠다는 것이 이 두 말의 공통점입니다. 자연치아를 살릴 수 있을 경우에는 반드시 살려야 하는 것이 맞지만, 치아를 발치 하는 것이 유일한 치료법인 경우에는 반드시 발치하는 것이 현명합니다.

구강은 매우 민감한 장기(Organ)이기 때문에 충치나 치아 파절 등의 증상을 안고 살려고 하면 매우 삶의 질이 떨어지기 마련입니다. 그래서 사람들은 치과에서 치료 단계에서 통증을 견뎌야 하는 치아 보존 치료를 받기보다는 차라리 발치를 하고 임플란트를 하고 싶어 합니다. 임플란트가 불편함을 완전히 해소할 수 있을 거라 보기 때문일 것입니다. 그렇지만 모든 메디컬 치료가 그렇듯이, 결론적으로 임플란트는 엄연히 인공치아로서 자연치아의 기능을 100% 대체할 수 없습니다.

사람들이 흔히 간과하는 자연치아의 장점은 4가지가 있습니다.

첫째, 치아 내부의 살아있는 신경이 온도와 질감을 인지할 수 있습니다. 자연치아는 음식을 먹을 때 느낌을 가지면서 자연스럽게 식사를 할 수 있습니다.

둘째, 치아의 뿌리와 치조골을 연결해주는 치주 인대가 쿠션 역할을 합니다. 치주 인대가 음식물을 씹을 때 푹신한 역할을 하기에 음식물을 씹을 때 치아에 큰 울림이 오는 것을 방지합니다. 반면 임플란트는 임플란트의 뿌리와 치조골이 직접적인 결합을 하여 쿠션 역할을 하지 못하기 때문에 단단하고 질긴 음식물 저작에 매우 취약합니다.

셋째, 자연치아는 인공치아에 비해 음식물 낌 현상이 덜합니다. 앞서 언급한 것처럼 자연치아는 치주인대가 있어서 자정작용을 일으키는 생리적인 움직임이 있지만, 인공치아는 생리적인 움직임이 거의 없거나 전혀 없습니다. 그러므로 인공치아는 이물질이 쉽게 끼고 자정작용이 일어나지 않기 때문에 구강위생 면에서 자연치아보다 매우 불리합니다.

넷째, 세균 침입을 막아줍니다. 자연치아는 주변 잇몸 조직의 골격적인 구성 성분이 임플란트 같은 인공치아의 그것과 매우 다릅니다. 자연치아는 단단한 조직의 부착으로 세균 침입을 막아줍니다. 이에 반해 인공치아의 주변 조직의 성분은 세균침입에 취약한 구조로 형성되기 때문에 잇몸질환이 발생하기 쉽습니다.

이런 점 때문에 필자를 포함한 대부분의 치과에서는 자연 치아를 최대한 살리기 위해 노력하고 있습니다.

그렇다면 어떤 경우에 반드시 치아를 발치해야 하고, 어떤 경우에 치아를 살릴 수 있을지 그 기준에 대한 궁금증이 들 것입니다. 그 기준은 긴 치과의 역사에서 쌓인 학문적이고 임상적인 데이터에 따라 치료방법의 가이드가 제시되어 있고, 이를 통해 진단과 치료를 진행하는 증거기반(Evidence-based) 치료를 통해 가능합니다. 치과에 있는 정밀 장비를 통해 그리고 임상적인 진단 기준에 따라 객관적으로 엄밀하게 치아보존치료가 가능한지, 그렇지 않으면 치아를 발치해야 하는지 결정 내릴 수 있습니다.

보통은 파노라마 방사선을 통해 육안으로 볼 수 없는 충치와 잇몸병의 상태를 대략적으로 파악할 수 있습니다. 그리고 충치 진단검진기, 정량광형광기 곧 큐레이(Q-ray)라는 장비를 통해 정확한 충치 상태를 수치화하여 파악합니다. 이와 함께 3D CT 장비를 통해 보다 정밀한 치아와 잇몸의 상태를 파악할 수 있습니다. 현명한 환자라면 정확한 진단을 위해 의료진이 요구하는 많은 검사에 응하여 정확한 상태를 파악해야 할 것입니다.

필자를 포함한 대부분의 치과에서는 철저히 증거기반에 입각해 자연치아를 살리는 치료에 역점을 두고 있지만, 오로지 발치만이 치료가 될 수밖에 없는 경우에는 발치를 권유하고 있습니다. 대부분의 전문가들은 발치를 해야 하는 경우에서 하지 않을 경우 발생할 향후 운명을 잘 알고 있지만, 환자들의 의심과 거부로 인해 과잉진료하는 치과라는 오해를 받는 것이 현실입니다. 현명한 환자라면 발치만이 치료가 될 수밖에 없는 경우를 발생시키지 않기 위해 정기검진을 통해 최대한 예방을 하여 자연치아를 보존하는 것이 좋습니다.

충치 단계별
치료와 사후 관리

　　건강보험심사평가원에 따르면, 2020년 치과 외래진료 환자 가운데 충치(치아 우식증)로 치료받은 환자는 613만 명으로 전체 치과 외래진료 환자의 11.8%에 해당합니다. 그만큼 충치 질환은 국민 질환이라고 할 수 있습니다.

　　충치(Caries)는 양치 후 제대로 제거되지 않은 찌꺼기들이 구강 내 세균에 의해서 분해되어 발생하는 산(Acid)에 의해 치아가 썩어가는 것을 말합니다. 양치질을 통해 구강 내 잔여 음식물 찌꺼기와 세균들을 기계적으로 제거해서 어느 정도 예방이 가능하지만, 충치는 양치질만으로는 완벽히 막을 수 없습니다. 충치를 발생시키는 3가지 요인들이 있습니다.

구강내에는 다양한 세균들이 있습니다. 그 가운데 뮤탄스균(S.Mutans) 이 충치 발생에 가장 관계가 깊습니다. 이 세균은 중성(pH 7.0)인 상황 에서 활발히 증식하고 음식물에 포함된 탄수화물을 분해하여 산물 인 산(Acid)을 만들어내어 치아를 부식시킵니다.

치아는 세균과 산(Acid)에 대한 저항력을 가지고 있지만, 콜라나 레몬 같은 산이 많은 음식을 섭취할 경우 저항력이 떨어지게 되는 결 과 충치균들의 침입을 용이하게 만들어 줍니다.

성상이 끈적끈적한 사탕과 초콜릿 그리고 산성인 탄산음료를 많 이 먹으면 그만큼 충치가 발생하기 쉽습니다. 이런 음식들을 선호하 는 아이들에게 충치가 호발하게 됩니다. 요구르트 또한 유산균 발효 유 산도가 높아 치아의 저항력을 약화시켜 충치에 이환되기 쉬운 환 경을 만듭니다.

충치는 초기에 아주 미세한 흰 반점 형태로 생기며 점차 갈색, 검 은색 반점으로 변해 갑니다. 이렇게 충치의 크기가 커지고 깊어지면서 신경의 자극으로 치수염이 생기고 통증이 유발됩니다. 하지만 음식, 커피, 차 등의 음료로 인해 색소가 침착해도 검게 보일 수 있으니 충치와 혼동하지 말아야합니다.

이와 함께 충치가 생겼다고 해서 모두 치료를 해야 하는 것은 아닙니다. 초기이거나 진행이 정지한 충치는 환자들의 구강관리가 잘 된다면 당장 치료를 하지 않아도 됩니다. 하지만 양치질로 깨끗하게 유지하기 어려운 진행 중인 충치, 치아에 세균이 살수 있는 구멍이 생긴 경우는 반드시 치료를 해야 합니다.

충치는 초기에는 통증이 없다가 충치가 심해질 때 통증이 발생합니다. 일단 충치에 의한 신경의 자극으로 통증이 생겼을 때는 충치가 상당히 진행되었다는 증거가 됩니다. 신경이 충치에 의한 감염으로 치수염이 발생한 경우 신경치료를 받아야합니다.

충치는 멈추었다가 진행되었다가를 반복하는 역동성이 있습니다. 초기 충치라도 정기검진이 힘들고 구강관리가 잘 되지 않는 환자라면 멈추지 않고 계속 진행될 가능성이 크기 때문에 반드시 초기에 치료를 받는 것이 좋습니다.

필자의 치과에서는 무분별한 충치 치료를 막기 위해 충치 진단 검진기(Q-Ray)를 사용하고 있습니다. 이 장비를 통해 충치균의 활성도를 객관적으로 수치화하고, 더 정확한 충치 개수를 판단하고 증상에 맞는 치료를 할 수 있습니다. 충치는 흔히 4단계로 나뉘며, 그에 따른 치료법은 다음과 같습니다.

① 충치 1단계

치아의 최외각층인 법랑질 (Enamel)에 충치가 이환된 경우로, 통증이 없어서 정기적인 검진으로 초기 발견이 중요합니다. 충치부위를 긁어내고 레진으로 수복하는 방식으로 통증 없이 간단히 치료 가능합니다.

② 충치 2단계

치아의 최외각층을 넘어서 치아 신경과 교통하는 상아질(Dentin)까지 충치가 이환된 경우로 시린 증상과 통증이 나타나고 충치 진행 속도가 빨라지는 시기입니다. 충치를 제거하고 레진으로 수복하거나 범위에 따라 금이나 세라믹 등으로 수복하는 인레이(inlay) 치료가 필요합니다.

③ 충치 3단계

외부적으로 치아의 구멍을 눈으로 관찰할 수 있고 통증이 지속되며 충치 부위에 음식물이 끼는 현상이 발생할 수 있습니다. 심한 충치로 인한 신경 감염이 발생하여 신경치료를 통해 치아 뿌리의 신경혈관을 제거한 다음, 보철치료(크라운)가 필요한 경우가 대부분입니다.

④ 충치 4단계

심각한 통증과 신경관 감염이 진행되어 치아 뿌리 끝 외부 치조골 속에 염증이 유발하는 시기입니다. 신경, 치아의 뿌리까지 손상되어서 신경치료를 진행해 보겠지만 너무 늦은 치료로 예후가 많이 떨어지기 때문에 치유가 되지 않는다면 발치를 하고 임플란트를 해야 할 수 있습니다.

치아에 기계적으로 구멍을 내는 작업이 필요한 충치치료를 하면, 치아가 정상적인 치아보다 많이 약해져 있기 때문에 이는 영구적인 치료라고 할 수 없습니다. 또한 치료 후 치아와 수복 재료 사이에 틈이 생김으로 인해 2차 충치가 언제든 생길 수도 있습니다. 더욱이 충치 치료에 사용한 재료가 영구적이지 않기 때문에 수명이 다해서 떨어지거나 깨지면 더 큰 치료가 필요하게 됩니다. 따라서 치료 후 사후 관리를 잘 해야 합니다. 충치치료의 사후 관리로 3가지를 지켜야 합니다.

첫째, 자극적이고 단단하거나 질긴 음식 섭취 금지

단단한 자연치아도 음식을 섭취하다 보면 깨질 수 있는 것처럼, 자연치아보다 약한 보철물이나 충치 수복 재료는 질기거나 단단한 음식을 자주 섭취할 경우 더 쉽게 깨지거나 떨어질 수 있습니다.

둘째, 당분 많은 탄산음료를 다른 음료로 대체

앞서 언급한 것처럼 끈적한 당분이나 탄산음료를 섭취할 경우 충치발생 빈도가 높아집니다. 치료 후 이런 식습관을 버리지 못한다면 충치 재발 위험이 더 높기 때문에 당이 많은 탄산음료를 다른 음료로 대체하는 것이 좋습니다.

셋째, 정기검진

정기검진을 통해 구강관리 습관을 체크하고, 이환된 충치를 조기에 치료하거나 수명이 다한 보철물을 교체하는 방식으로 충치가 재발하는 것을 어느 정도 예방할 수 있습니다. 한번 발생한 충치는 저절로 사라지지 않으며 재발할 가능성이 높기 때문에 반드시 정기 검진이 필요합니다.

치아교정치과
선택과 사후 관리

아름다운 미소, 자신 있는 미소 그리고 가지런한 치열. 이는 아이에서 성인에 이르기까지 남녀 모두가 바라고 있는 것입니다. 사람들은 누군가를 만났을 때 첫인상으로 상대를 판단합니다. 그만큼 미소와 가지런한 치열이 중요합니다. 아름답고 자신 있는 미소로 가지런한 치열을 드러내면 좋은 인상을 받을 수 있습니다. 반대로 치열이 고르지 못해서 자신 없는 미소를 보이면 이미지에 부정적인 타격을 받을 수 있습니다.

심미와 기능적인 목적으로 많은 분들이 치아 교정을 하고 있습니다. 타인에게 더 나은 인상을 주는 것과 함께 내 자신의 자존감을 높이기 위해서입니다. 의료접근성이 매우 뛰어난 대한민국에서는 누구나 쉽게 교정치료를 받을 수 있습니다. 교정치료는 매우 난이도가 높은 수술이며, 교정장치 및 유지장치 착용까지 고려하면 짧게는 3~6개월에서 길게는 3년 이상 소요되기 때문에 제대로 된 치과의 선택은 필수라고 할 수 있습니다.

치과는 단순히 저렴한 비용을 보고 선택하지 말아야합니다. 싼 비용으로 했다가 정품이 아닌 제품을 사용하거나, 상담을 불성실하게 하고 사후관리가 제대로 되지 않는 경우가 적지 않기 때문입니다. 치아교정치과 선택 시 확인해야할 것은 3가지가 있습니다.

첫째, 교정전문의 여부를 확인하라.

교정전문의에게 치아교정을 받는 게 좋습니다. 치과의사가 교정전문의인지를 확인하려면 대한치과교정학회 홈페이지에서 치과이름, 치과의사 이름을 검색하면 확인할 수 있습니다. 이와 함께 유의할 점은 처음 교정치료를 담당한 의사가 치료가 종료될 때까지 계속 치료를 하는 것이 좋습니다. 그래야 치아 상태를 잘 파악하고 있는 치과의사가 돌발 변수를 잘 대처하여 만족스러운 결과를 낼 수 있습니다.

환자는 유행하는 장치를 해주길 바라는 경우가 있습니다만 과도한 요구는 바람직하지 않습니다. 환자의 치열이나 골격의 부정교합 상태에 따라 장치의 선택은 매우 달라지며 이는 의료진과 충분한 상담을 통해 결정하는 게 좋습니다. 수많은 세월을 연구하고 공부한 의료진은 환자의 상태를 분석하고 최적의 결과를 이끌어낼 수 있는 교정 장치를 사용하길 제안합니다. 그리고 원하는 결과를 얻어내기 위해서는 싼 제품보다는 정품을 사용해야합니다.

치아 교정 전에는 여러 가지 검사를 받고 난 후 치과의사와 상담을 통해 교정 시 장치 선택과 치료 계획에 대한 확정을 내리게 됩니다. 치아 교정이 끝날 때까지 담당의사가 성실히 상담을 해주는 곳이 좋습니다. 이와 함께 치아교정 후에도 사후 관리 시스템을 갖춘 곳을 선택하는 것이 좋습니다.

아무리 치아교정 치료가 만족스럽게 되었다 해도 방심은 금물입니다. 치아는 본래 제자리로 돌아가려는 회귀성을 가지고 있기 때문에 특히 교정 치료는 사후 관리가 중요합니다. 유지 장치의 관리에 소홀할수록 많은 시간과 비용으로 치료해 놓은 치아가 본래의 위치로 돌아가게 됩니다.

　다른 모든 치료와 마찬가지로 치아교정 또한 사후관리가 치료의 연장선상이라고 볼 수 있습니다. 환자의 사후 관리에 따라 교정치료의 최종 결과가 결정되기 때문입니다. 만족스러운 교정의 결과를 얻기 위해서는 교정완료 후에 사후관리로 3가지를 지키세요.

1. 사후관리 프로그램 & 정기검진 잘 받기

　교정 완료 후 두 손을 놓아버리거나 경영상 또는 여러 가지 이유로 가까운 시일 내에 폐업을 하는 치과가 있을 수 있습니다. 교정 완료 후에도 환자 상태를 정기적으로 체크하는 사후 프로그램이 있어야합니다. 치아 교정이 완벽하게 이루어지기 위해서는 정기적으로 환자가 내원하여 검진을 받고 그에 따른 조치를 받아야합니다.

2. 유지 장치 성실히 착용하기

　교정 완료 후에는 유지 장치를 성실히 착용해야 합니다. 고정성 유지장치는 떨어지면 가까운 시일 내에 재부착을 해야 하며, 뺐다 끼는 가철성 유지장치는 식사와 양치질을 할 때를 빼고 24시간 동안 사용되어야 합니다.

3. 딱딱하고 질긴 음식 피하기

쥐포, 오징어, 껌 등의 교정 장치가 떨어지기 쉽게 만드는 음식은 당분간 삼가해야합니다.

임플란트
시술과 사후 관리

불의의 사고, 충치, 노화, 심한 잇몸질환 등으로 치아를 빼야 하는 경우가 있습니다. 치아 상실 후에는 틀니, 브릿지, 임플란트 같은 인공치아가 자연치아를 대신하게 됩니다. 그렇지만 인공치아는 분명히 부모님이 내려 주신 자연치아의 기능을 100% 회복시켜줄 수 없기 때문에 불편감이 드는 게 사실입니다.

틀니는 자연치아 저작 기능의 10% 정도의 회복을 보이며 음식을 씹는 힘인 저작력이 약하고, 잇몸의 지지로 음식물을 씹기 때문에 잇몸뼈에 큰 자극을 줘서 장기적으로는 광범위한 잇몸뼈 소실을 야기합니다. 치아가 상실되면 해당부위의 잇몸뼈는 세월이 지남에 따라 흡수(Resorption)되어 소실되는 것과 함께 외부에서 오는 틀니의 큰 자극에 의해 잇몸뼈의 소실이 가속화되는 것입니다. 지금 당장 잇몸뼈의 지지가 좋아서 불편감이 적더라도 장기적으로 틀니를 사용하게 되면 잇몸뼈가 사라지기 때문에 틀니가 쉽게 빠지고, 저작 시 극심한 통증을 유발하는 운명을 맞이하게 됩니다.

브릿지는 치아 상실부위 양쪽 자연치아를 희생하여 다리를 놓는 작업입니다. 때문에 발치한 곳 주변 치아를 삭제할 수밖에 없는 단점과 동시에 당일에 치아 상실부위를 회복할 수 있다는 장점이 있습니다.

치과 기술이 발달함에 따라 불과 20년 전에 치아상실 부위만을 회복할 수 있는 임플란트가 등장했습니다. 임플란트는 기존의 인공치아의 단점을 많이 극복했습니다. 임플란트는 저작력이 자연치아의 70~80%정도 회복할 수 있으며, 외관상으로도 자연치아와 유사합니다. 남은 치아를 건드릴 필요가 없기 때문에 잔존 치아를 보호해주며, 치아 상실부위에 치아뿌리 역할을 하는 임플란트 뿌리 구조물이 치아 상실로 인한 잇몸뼈의 소실을 막아 주게 되므로 입 주변 함몰이나 얼굴 변형을 방지합니다.

임플란트는 치료비가 비싸고 긴 치료기간을 요하는 단점에 비해 큰 장점 때문에 많은 분들이 선호하고 있습니다. 치아를 발치한 부위의 잇몸뼈가 심한 염증으로 인해 광범위한 소실이 발생했을 경우에는 뼈이식과 잇몸이식이 필요하기 때문에 추가비용과 더 많은 치료기간이 발생합니다. 그렇지만 다른 치아회복 치료보다 장점이 많은 치료라고 할 수 있습니다.

충분한 양질의 잇몸뼈가 발치 당시 존재하는 경우에는, 임플란트를 바로 식립합니다.

윗턱의 경우에는 통상적으로 4~8개월, 아래턱의 경우 2~4개월 정도 임플란트 뿌리와 잇몸뼈가 치유되어 결합을 유도하는 시간이 필요합니다. 임플란트 뿌리와 잇몸뼈의 결합 강도와 기간은 환자의 비타민과 영양공급 그리고 전신질환의 상태에 따라 매우 상이합니다.

충분한 양질의 잇몸뼈가 발치 당시 존재하지 않을 경우에는 없는 잇몸뼈를 만드는 작업인 뼈이식(Guided Bone Graft, GBR)이 필수입니다. 땅에 시멘트를 부어서 1~2일 만에 단단하게 지반을 형성하는 것과 달리 뼈이식은 몸의 반응을 일으켜서 뼈형성을 유도하는 것이기 때문에 상당한 시간이 걸립니다. 사람에 따라 적게는 5개월, 골다공증이나 당뇨병이 있는 사람의 경우에는 2년까지 뼈 형성을 유도해야 하는 긴 치유기간이 필요합니다.

임플란트가 무엇인지 간략히 짚어보겠습니다. 임플란트는 치아가 손실되거나 상실된 경우, 치아가 빠진 부위에 인공치근(Fixture)을 식립한 다음 그 위에 보철물을 씌우는 시술법입니다.

임플란트는 인공치근(Fixture), 지대주(Abutment), 보철물(Crown) 3가지로 이루어져있습니다. 치료를 할 때 제일 먼저 잇몸뼈에 심는 구조물이 치아의 뿌리와 같은 인공치근(Fixture)입니다. 이 인공치근과 나사로 연결되어 있으며, 잇몸 바깥 부분으로 인공치근과 보철물을 연결해주는 역할을 하는 것이 지대주(Abutment)입니다. 그리고 치아머리 역할을 하는 것이 보철물(Crown)입니다.

임플란트 시술은 3단계로 진행이 됩니다.

① 인공치근 식립
1차 수술을 통해 정확한 위치에 인공치근을 식립합니다.

② 골유착후 지대주 연결
인공치근과 잇몸뼈의 치유를 통한 골유착이 된 후 인공치근에 지대주를 연결합니다.

③ 보철물 장착
지대주(Abutment) 위에 인공치아머리(Crown)를 장착합니다.

리더스진치과에서는 3D CT 장비를 이용해 정확한 진단을 바탕으로 올바른 식립을 하고 있습니다. 정품 임플란트만을 사용하며, 필자가 직접 임플란트 시술 및 관리까지 하고 있습니다. 자연치아는 최대한 살리고 꼭 필요한 부분만 임플란트를 식립하고 있습니다. 따라서 환자들의 만족도가 꽤 높습니다. 환자들의 대표적인 반응이 이렇습니다.

"원장님이 처음부터 끝까지 임플란트를 해주시니까 믿음이 갔어요."

"정품에 대한 확신이 듭니다. 임플란트가 튼튼하고 오래 가더라구요."

"임플란트 3개를 하려고 했었는데 원장님이 임플란트 한 개만 하자고 했고, 나머지 치아를 살리기로 했어요. 지금 생각하니 최고의 선택인 것 같아요. 임플란트의 장점도 누릴 수 있고, 또 자연치아도 살릴 수 있어서 좋아요."

임플란트는 영구적으로 쓸 수 있는 것으로 잘못 아는 분들이 있습니다만 모든 의료가 그런 것처럼 그렇지 않습니다. 구강관리 소홀로 치아 상실을 경험하신 분들이 올바로 구강관리 습관을 유지하지 않는다면, 또 다시 임플란트의 상실을 경험하게 될 것입니다. 임플란트의 평균 수명은 10~15년으로 알려져 있습니다. 이는 연봉 10억을 받는 야구선수 A와 1000만원을 받는 야구선수 B의 평균이 약 5억원인 것처럼, 평균적이라는 것을 아서야합니다. 임플란트 시술을 받은 환자의 잘못된 습관 교정 그리고 전신질환의 관리 개선이 이루어지지 않는다면, 가까운 시일 내에 심한 임플란트 주위염으로 임플란트 상실을 초래할 수 있습니다.

임플란트를 오래 사용하려면 평소 관리에 힘써야 합니다. 임플란트 완료 후 가장 많이 발생하는 합병증은 임플란트 머리와 뿌리를 연결하는 나사의 파절, 보철물(Crown)의 파절 등이 있습니다. 이는 자연치아가 단단한 음식을 먹으면 파절될 가능성이 큰 것과 같습니다. 그리고 자연치아의 잇몸뼈 주위염으로 인한 치아상실을 경험하신 분들이라면 마찬가지로 임플란트 주위염으로 인공치근이 흔들거리거나 빠지는 경험을 할 수 있습니다.

임플란트를 장기간 사용하기 위해서는 사후관리로 5가지를 잘 지켜야합니다.

1. 구강을 청결하게 유지하기

임플란트 주위 환경은 자연치아의 주위 환경보다 세균과 음식물의 침투에 취약합니다. 때문에 평소보다 양치질에 힘쓰고, 구강 보조용품인 치간칫솔, 치실 등을 사용해 더 꼼꼼하게 청결을 유지하는 게 중요합니다.

흡연으로 인한 임플란트 실패 위험이 비흡연자에 비해 10배 이상 높습니다. 담배 연기는 잇몸에 닿아 화상을 입히게 하며 점막 조직을 단단하게 만들어 결과적으로 뼈가 자라는 걸 방해합니다.

자연치아와 달리 인공치아는 충격을 완화하는 치주인대가 없습니다. 때문에 충격이 지속적으로 이어지면 주변 뼈로 충격이 고스란히 전달이 됩니다. 특히 저작 작용보다 이갈이를 할 때 발생하는 옆으로 가해지는 측방력에 매우 약하기 때문에 이갈이 습관이 있다면 구강장치를 사용해야 합니다.

오징어, 육포, 게장 같은 질기거나 단단한 음식은 임플란트에 힘이 가해져서 깨지거나 빠지는 문제를 야기합니다. 이런 음식을 되도록 섭취를 줄이는 것이 좋습니다.

정기검진을 통해 임플란트 상태를 잘 파악하는 게 필요합니다. 20대 건강한 청년의 정기검진의 기간은 통상 6개월이지만, 임플란트를 1개 이상 하신 분들은 개수와 구강환경에 따라 더 자주 치과에 내원하여 관리 받아야 합니다.

PART 6

:

환자가 신뢰할 수 있는
치과는?

뚜렷한 진료 철학이
있어야한다

    사람은 가치관(인생철학)에 따라 인생이 결정이 됩니다. 어떤 가치 (철학)를 지향하느냐에 따라 그 사람의 인생의 길이 정해지죠. 한 사람이 어떤 가치를 가졌는지는 그 사람을 만나 보면 알 수 있습니다. 한 사람이 긍정적이고 선한 영향력의 가치관을 가졌을 때는 그 사람을 접한 사람들이 무척이나 신뢰하고 자주 만나고 싶어 합니다.

    반면에 가치가 불명확하거나 지나치게 이기적인 경우에는 그를 만난 사람들로 하여금 거부감을 갖게 하고 더 이상 만나고 싶은 생각이 들지 않게 만듭니다. 가치관이 불명확한 사람은 말과 행동이 어떻게 진행될지 예상할 수 없기에 불안하며, 이기적인 가치관을 가진 사람은 주위 사람들에게 늘 피해를 주기 때문에 사람들은 함께 벗하고 싶은 마음이 들지 않습니다.

　이러한 가치관 곧 철학은 치과에서도 매우 중요합니다. 치과원장과 의료진이 어떤 가치, 철학을 가졌는지에 따라 치과 학문적인 기본 틀에서 실제 진료의 방향이 달라질 수 있기 때문입니다. 보통 치과의 홈페이지에 들어가면 진료철학과 핵심가치가 소개되어 있습니다. 이는 단지 광고문구로만 써 놓은 게 아니라, 치과에서 그 진료철학과 핵심가치를 가지고 환자에게 진료서비스를 제공하겠다는 마음가짐을 표시한 것이라고 할 수 있습니다.

　또한 이는 치과의 의료진과 직원의 환자에 대한 약속과 같습니다. 이러한 진료철학과 가치는 치과의 미래를 결정하는데, 이에 대한 진실성은 환자들이 내원해보면 알 수 있습니다. 환자 자신을 위해주는지, 환자에게 도움이 되는지를 경험해보면 알 수 있습니다. 치과에서는 뚜렷한 진료철학과 가치를 가지고, 이를 꾸준히 실천하는 게 중요합니다. 이러한 치과의 진료철학과 가치는 바로 환자 자신에게 무엇보다 큰 영향을 미치는 게 사실입니다.

　환자들은 수많은 치과들 중에 한 치과를 선택합니다. 이때 진료철학과 가치를 시간을 갖고 눈여겨보면 어떨까요? 이것을 보면 그 치과만의 차별성과 진정성을 파악할 수 있습니다. 따라서 그 치과를 내원했을 때 실망하기보다는 만족감을 얻을 가능성이 매우 높게 됩니다.

　필자 역시 몸이 아프게 되면 타 진료과의 병원을 내원하게 됩니다. 수많은 병원들 중 어느 병원을 선택하느냐는 매우 힘든 결정입니다. 친구들 사이에서도 말과 행동이 다를 수 있는 것처럼 진료 철학만 보고 병원을 선택할 때는 매우 신중한 고려가 필요한 것임을 충분히 느끼고 있습니다. 그렇기 때문에 필자는 믿고 내원하는 환자들에게 거짓 없는 올바른 치료들을 제시하고 선물하고자 노력하고 있습니다.

　필자가 페이닥터로 근무하면서 치과 개원을 소망했을 때부터 마음속으로 정한 진료철학입니다. 필자는 전국에서 가장 많은 환자들이 내원하는 치과병원 중 한 곳에서의 페이닥터 시절부터 수많은 환자들의 다양한 질환 케이스를 접하며 이를 치료하기 위해 많은 시간 노력을 투자 했습니다. 이 시간은 참의료인으로서의 스스로를 성장시킨 시간이 되었습니다. 또한 환자를 내 몸처럼 여기고 올바른 치료를 하면서 환자로부터 높은 만족감과 신뢰를 얻을 수 있었습니다. 현재 필자는 증거기반(Evidence-based)과 올바른 진료를 진료철학으로 세워 물질적인 가치보다는 환자와의 인간적인 만남을 통해 만족스러운 치료를 하는 치과, 방문하고 싶은 치과를 의료진들과 함께 만들어가는 중입니다.

 "의사는 사람의 몸을 다루는 직업이기 때문에 그만큼 의사의 학문적이고 임상적인 헌신과 철학이 무엇보다 중요합니다. 의사의 진료를 지탱하는 철학이 없다면 결코 올바른 진료를 할 수가 없습니다. 확고한 철학을 조금 더 완성된 진료를 통해 보여주고 환자와 소통을 한다면, 그보다 더 의사라는 직업을 가진 한 사람으로서의 큰 보람이 없다고 생각합니다."

 필자와 의료진들은 실질적인 실천을 위한 가치 3가지를 정립했습니다.

'존중, 신뢰, 정직'

 '존중'은 환자중심의 마인드를 뜻합니다. 대표원장으로서 무엇보다 치과에 대해 가지는 심리적인 장벽을 낮추고자 노력하고 있습니다. 책임감과 고객중심의 마인드를 가진 치과의사와 치과위생사 등 의료진들이 최선을 다해 진료를 하고 있습니다. 역지사지라는 말이 있습니다. 처지를 서로 바꾸어 생각한다는 뜻으로 상대방의 입장에서 생각한다는 뜻입니다. 필자와 의료진들은 환자를 존중하는 차원에서 역지사지의 마음가짐을 가지고 있습니다.

가끔 일부 환자는 자신의 질환에 대한 원칙적이지 않은 치료방법을 인터넷이나 주변에서 접하고 내원하여 자가치료 계획을 고집하고 요구하는 경우가 있습니다. 이러한 것은 받아들여지지 않습니다. 대부분의 요구가 '손가락이 부러졌는데 발가락 수술을 해달라'와 같은 원칙을 벗어난 치료를 의료진에게 요구하는 것이고, 결국 증상이 더 나빠지고 큰 치료비를 감당하는 치료로 이어지는 결과를 일으키기 때문입니다. 원칙적이지 않은 치료를 진행한 후의 모든 책임을 의료진에게 부담됩니다. 따라서 받아들여지지 않은 자기치료 계획 요구로 인해 기분이 상한 채 치과를 나가는 환자들이 가끔 있습니다. 의료진의 치료계획은 하루아침의 경험으로 세워지는 것이 아니기 때문에, 환자가 요구하는 잘못된 치료계획을 받아들이지 않는 것도 '존중'의 하나임을 현명한 환자들은 잘 인식해야할 것입니다.

　　'신뢰'는 의료진과 환자 사이의 믿음을 뜻합니다. 환자들은 자신이 다니던 병원의 의료진이 바뀌는 데서 혼란을 겪는 경우가 많습니다. 현재의 자리에서 대표원장이 꾸준히 책임 있는 진료 서비스를 제공하면서 언제나 환자가 믿음을 갖고 찾을 수 있는 안식처가 되어야 할 것입니다. 사업체가 부도가 나면 폐업을 하듯 병원 경영이 어려워져서 폐업을 하고 대표원장이 원양어선을 타러 가는 경우가 아니라면 말이죠.

'정직'은 허위와 과장이 없는 원칙적인 진료를 뜻합니다. 고령화사회와 치아 건강에 대한 열망이 높아지는 것만큼 치과 치료의 수요가 증가하고 있습니다. 치과의 경쟁이 심해지면서 싼 치료를 희망하는 환자의 심리를 이용한 낮은 가격과 여러 가지 방식으로 환자를 현혹하는 불법광고가 판을 치고 있습니다. 그 결과 질 낮은 진료의 피해가 환자들에게 고스란히 전달되고 있습니다. 리더스진치과는 원칙적인 진료, 고품질의 장비와 재료 그리고 정품 사용을 약속하면서 정직한 진료를 하고 있습니다.

치과는 한두 번 다니다가 마는 곳이 아니며 치료 후 사후 관리를 위해 평생을 마주하는 곳입니다. 그렇다면 치과를 보다 현명하게 선택하기 위해서는 해당 치과의 진료철학을 잘 살펴봐야합니다. 그 진료철학이 환자 자신에게 유익한가, 실제로 실천하는가를 잘 눈여겨보아야합니다. 그 진료철학이 환자 자신의 가슴에 와 닿고, 또한 내원했을 때 의료진과 직원이 그에 맞게 실천하고 있다면 그 치과가 평생 다녀볼만한 치과가 될 수 있지 않을까요?

"치과의사님이 몇 마디 하지 않은 채 치료가 끝났어요."
"얼굴에 물과 이물질이 튀었는데 기분이 좋지 않았어요."
"내가 아프다는데 의사님이 무관심하더라구요."

이 말들의 공통점은 의료진이 바쁜 이유도 있겠지만, 환자에게 호감 있게 대하지 못하고 있다는 의미입니다. 그래서 환자들이 이구동성으로 이점에 대해 불만을 토로하고 있습니다.

치과 치료의 중심적인 역할을 하는 것은 의료진 중 치과의사입니다. 환자는 치과의사와 일정 시간 진료에 대해 대화를 나눈 후 치료를 받습니다. 이때 치과의사가 신경을 써서 환자를 잘 대하지 않을 경우, 환자는 치과의사로부터 소홀히 대접받는 느낌을 받게 되고 집으로 돌아가서 다시 치료를 받고 싶지 않은 치과가 될 것입니다.

흥미로운 통계가 있습니다. 2009년 이영미 고려대 의대 의학교육학실 교수팀은 치과환자 159명을 인터뷰한 자료를 토대로, 환자가 좋아하거나 싫어하는 치과의사의 태도를 파악했어요. 그 결과 환자가 싫어하는 치과 의사는 1, 2, 3위는 다음과 같습니다.

1위(24.3%): 설명이 부족한 치과의사
2위(24.0%): 환자에 대한 배려나 준비가 부족한 치과의사
3위(21.2%): 공감 및 지지가 부족한 치과의사

1위의 경우, 환자에게 치료 이유, 치료 기간, 치료비용에 대한 친절한 설명이 부족한 의사를 말합니다. 실제로 환자가 치과를 내원해보면, 대기환자가 많고 치과의사는 늘 바쁜 탓에 급하게 환자나 의료진에게 지시투로 몇 마디를 말하곤 자리를 뜨는 경우가 많으며, 기껏 설명을 해도 어려운 치과전문용어를 쓰는 탓에 환자는 기가 죽어서 무슨 말인지 잘 이해하지 못하는 경우가 많습니다.

2위의 경우, 환자에게 치료 과정 중에 불쾌한 감정을 야기하는 의사

를 말합니다. 대표적으로 마취주사를 놓을 때 또는 신경치료를 할 때 통증이 수반되는데 이를 사전에 설명하지 않고 곧바로 시작하는 의사를 말합니다.

3위의 경우, 환자의 마음을 잘 헤아리지 않고 보듬지 않는 의사를 말합니다. 치과 치료 시 어느 정도 공포와 통증이 불가피합니다. 일부 의사는 성인 환자면 그 정도는 당연히 참아야한 것으로 치부합니다. 그러곤 환자가 아무리 고통스러워하고, 두려워해도 따뜻한 한마디를 하지 않죠.

이외에도 위의 통계에 따르면, 환자가 싫어하는 의사의 태도는 다음과 같습니다. 의사에게 담배 냄새가 날 때, 체어 옆에 커튼이 없어서 입 벌리고 있는 모습이 다른 환자들에게 노출될 때, 상담 시 비용을 먼저 말하거나 선금을 요구할 때 등이 있습니다. 이처럼 환자가 싫어하는 태도를 보이는 치과의사의 치과는 환자가 다시는 방문하고 싶지 않은 것이 사실입니다.

그러면 환자가 좋아하는 치과의사는 어떤 의사일까요? 이런 치과의사가 있는 치과라면 환자는 아무리 먼 곳에 있어도, 또 치료비가 다소 높아도 기꺼이 방문할 것입니다. 환자가 싫어하는 치과의사를 반대로 하면 이것이 곧 환자가 좋아하는 치과의사입니다. 환자가 좋아하는 대표적인 치과의사 3가지는 다음과 같아요.

① 쉽게 잘 설명해주는 치과 의사

정밀한 진단 결과를 놓고 환자에게 충치 등 치아 상태에 대해 쉬운 용어로 이해하기 쉽게 설명해주는 치과의사를 말합니다. 바쁜 시간에 치과의사가 긴 시간을 설명할 수는 없겠지만, 최대한 환자들에게 충분한 시간을 갖거나 상담실장이 더 자세한 설명을 해주는 시스템을 만들어 놓습니다.

② 배려하고 잘 준비하는 치과의사

이런 치과의사는 마취주사를 할 때 "따끔한데 금방 끝납니다"라고 하고, 신경치료를 할 때 "통증이 있으니 조그만 참아주세요"라고 미리 언질을 드립니다. 그리고 포가 덮인 환자가 불쾌감이 들지 않도록 상태를 점검해줍니다.

③ 공감하고 지지해주는 치과의사

환자가 공포와 통증을 최대한 적게 느끼도록 애쓰는 치과의사를 말합니다. 이런 치과의사는 환자의 통증과 공포에 공감하기 때문에 최대한 환자가 고통과 두려움에서 벗어날 수 있도록 따뜻한 말을 숨

기지 않습니다.

　"아휴 아프시겠네요. 조금만 참아 주시면 금방 끝내겠습니다."

　"참느라 고생하셨습니다. 이젠 괜찮으시죠?"

　현명한 환자라면 어떤 치과를 선택할까요? 환자들은 대부분 평균 두서너 곳의 치과를 다녀봤습니다. 이때 환자들은 치과의사를 치과 선택의 결정적인 기준으로 삼습니다. 환자들은 쉽게 잘 설명해주고, 배려하고 잘 준비하며, 공감하고 지지해주는 치과를 선호합니다. 이런 치과의사가 있는 치과가 선택 1순위가 되는 것은 너무나 당연합니다.

"원장님이 방송에 나와서 임플란트 설명하는데 쏙쏙 이해가 되더
라고요."

　"원장님의 칼럼을 읽었는데 예방이 중요하다는 것을 알게 되었습
니다."

　구환이나 새로 방문한 환자들이 필자가 출연한 방송이나 칼럼을
보고 도움이 되었다는 이야기를 들으면 큰 보람을 느낍니다. 그만
큼 책임감을 가지고 하루하루 치과의사로서 성실히 진료를 하기 위
해 최선을 다해야 한다고 생각하고 있으며, 항상 올바른 치과 지식을
알리기 위해 노력하고 있습니다. 또 '치과의사는 대부분 돈만 밝히는

사기꾼이다'라는 부정적인 인식을 개선을 위해 노력하고 있습니다. 실제로 대한민국의 대부분의 의료진들은 저마다의 책임감을 가지고 정직한 진료를 하고 있습니다.

필자는 개원하기 전부터 환자는 물론 일반인들에게 보다 쉽게 치과의료 지식을 알려주겠다고 다짐했습니다.

'정확한 치과의료 지식의 대중화가 필요하다. '아는 만큼' 보인다는 말처럼 환자들이 쉽고 정확한 정보를 접하고, 올바른 치아관리를 한다면 추후 질환으로 악화되는 막을 수 있다.'

필자는 각종 매체를 통해 국민들과 소통하며 올바른 치과 지식을 알리기 위해, 또 환자들이 쉽게 접할 수 있는 소수의 불법광고 그리고 불법 사무장 병원에 의한 의료피해를 막기 위해 노력하고 있습니다.

실제로 의료 소비자가 의학적 지식이 있을 때 의료서비스에 대한 만족도가 높다는 연구 결과가 있습니다. 치과의 경우, 임플란트에 대한 이해도가 있는 환자가 임플란트를 할 때 만족도가 높습니다. 환자가 임플란트의 성능, 수술방법, 종류, 가격대 등에 대해 알고 있으면 현명한 선택을 할 수 있고 그에 따라 임플란트 시술은 만족스러운 결과를 얻게 되는 것입니다.

반대로 임플란트를 하려는 환자가 임플란트에 대해 잘 모른다고 가정해볼까요? 임플란트라는 말도 무슨 말인지 이해되지 않으며, 어떤 방식으로 식립하는지, 어떤 종류와 가격대가 있는지를 잘 모른다고 합시다. 그러면 이 환자는 임플란트 수술 선택과 사후관리에서 불만스러운 결과가 나올 가능성이 있습니다.

이런 점에서 치과 환자가 의료 지식을 잘 이해하고 있는 게 중요합니다. 이는 저절로 되는 게 아닙니다. 그래서 현역 의사들이 앞장서서 치과에 대한 지식을 쉬운 용어로 알리는 작업을 통해 올바른 치과지식 대중화를 이루어 내야 할 것입니다.

필자는 예방관리를 소홀히 하고 병을 키워 내원하여 값비싼 치료를 하러 오는 환자들에게 정기검진의 중요성을 알리기 위해 칼럼을 작성했습니다. 일부 내용을 소개해드립니다.

"치료보다는 예방이 중요하다. 아무리 예방관리를 하더라도 건물인 치아가 부서지거나 충치가 발생할 수 있다. 하지만 정기검진을 통해 잇몸의 예방관리와 치아의 유지 보수를 적절하게 진행한다면 그만큼 '침습적인 치료'보다는 '예방적인 관리' 형식이 될 수 있다. 그만큼 치과 진료비도 현저하게 줄어들게 된다.

잇몸이 아프기 전에 반드시 정기검진과 잇몸 치료를 통해 튼튼하게 예방관리를 하는 동시에 치아 소실을 막아야 한다. '증상이 없다고 병이 없는 것이 아니다'라는 말을 명심하고 정기검진을 통해 예방관리를 꼭 받아서, 오복 중 하나인 건강한 치아와 잇몸으로 부담 없이 맛있는 음식을 꼭꼭 씹어 먹을 수 있길 바란다."

만족도가 높은 치과 진료를 원하는 환자들은 환자 본인이 올바른 치과의료 지식을 잘 알고 있는 것이 중요합니다. 정보 검색과 접근이 용이해진 요즘에 여러 매체를 통해 치과의료 지식 대중화에 앞장서는 치과의사들이 많이 있기 때문입니다. 현명한 환자들 또한 치과의료의 기본 지식을 습득하는데 어느 정도 시간을 투자해야할 것입니다.

단골치과가
제일 좋다

적어도 일주일에 한두 번은 꼭 들르는 단골 식당이 있으실 겁니다. 고객은 그 단골식당이 문을 닫는 순간까지 찾게 되는데, 어떤 이유로 자주 찾는 단골식당을 만들게 될까요? 단지 싸다는 이유로 또는 양이 많다는 이유로 단골식당이 될 수 있을 수도 있지만 반드시 그런 것은 아닙니다. 고객에게 단골식당이 되기 위해서는 무엇보다 음식 맛이 뛰어나고 조금 비싸더라도 좋은 재료와 적정한 양 그리고 질적인 서비스가 필요합니다.

필자가 자주 찾는 모 고깃집도 집에서 차로 30여분 거리이지만 적어도 일주일에 한두 번은 꼭 방문합니다. 지인들을 만날 때나 특히 중요한 미팅이 있을 때는 그 장소를 애용합니다. 그 고깃집은 가격이 싼 편도 아니고, 양이 많은 편도 아닌데도 필자의 단골식당인 이유는 바로 고기의 높은 질과 맛입니다. 다른 곳과 차별화되는 신선한 재료와 적절한 양과 맛 때문에 그 고깃집의 단골이 되었습니다.

"어떤 치과가 좋은지 추천해주세요."

간혹, 기자나 방송작가로부터 이런 문의를 받습니다. 이에 이렇게 답합니다.

"가장 좋은 치과는 환자분의 단골 치과 혹은 지인이 소개해주는 치과입니다."

가장 좋은 치과는 환자가 선택하여 만족하고 꾸준히 다니는 치과 그리고 소개환자가 많은 치과입니다. 환자는 광고로 싸다고 소문이 난 한 치과를 방문했는데, 기대를 충족하지 못한다면 결코 다신 그곳을 찾지 않을 게 뻔합니다. 필자의 치과는 환자 만족도를 높이기 위해 노력한 결과 단골환자 그리고 소개환자가 매우 많은 편입니다.

단골치과의 좋은 점은 무엇일까요? 환자의 기대를 충족시켜준다는 것입니다. 지난 세월동안 거쳐 온 환자의 기록이 꾸준하게 쌓여 있기 때문에 예상하는 것 그대로 일관되게 만족도 높은 진료 서비스가 유지된다는 점입니다. 더욱이 자주 찾는 치과인 만큼 그 치과 의사는 마치 주치의처럼 환자를 돌볼 수 있는 이점이 있습니다. 치과의사 또한 자주 보는 사람들에게 한 번 더 세심한 마음이 가기 마련입니다.

그렇습니다. 환자에게 좋은 치과는 주치의처럼 꼼꼼하게, 평생 진료를 책임지는 치과이지 않을까요? 그런 치과는 바로 단골치과입니다.

팀워크가
잘 되는 치과

갈수록 치과 직원을 구하지 못해서 속이 탄다는 원장님이 적지 않습니다. 정책과 사회적인 여러 가지 원인이 있겠지만 직원들에게 꽤 높은 급여과 복지를 제공하는데도 직원들이 잦은 이직과 사직을 한다면서 하소연하는 곳이 대부분입니다. 직원이 원장과 원만하게 진료업무 보조를 하고, 또 동료 직원들과 업무 의사소통을 하려면 상당한 기간 근무를 해야 합니다. 치과위생사의 직업 종사율이 40%대로 떨어지고 있는 것처럼, 상당수 직원들이 어느 정도 치과에서 정착한다고 느껴질 즈음에 이탈하는 일이 비일비재합니다.

갑작스럽게 직원이 사직을 해버리면 치과는 빈자리 때문에 혼란을 겪습니다. 낮은 치과위생사의 직업 종사율과 치위생사 자격증이 없는 무자격자가 취업이 안 되는 정책적인 원인으로 인해 그 빈자리를 누군가 대신해주는 것도 쉽지 않습니다. 그 결과 치과라는 조직이 제대로 움직이기 힘든 구조가 형성됩니다.

치과에는 여러 구성원이 속해있습니다. 치과의사를 중심으로 중간관리자인 실장, 그리고 진료 업무를 돕는 치위생사, 데스크 업무를 하는 직원들이 있습니다. 이들이 톱니바퀴처럼 빈틈없이 맞물려 돌아가야 치과라는 의료서비스 조직이 제대로 돌아갑니다.

현명한 환자는 팀워크가 잘되는 치과를 선택해야합니다. 대기실에서부터 진료실까지 그리고 진료가 끝난 후까지 경험을 돌아본다면 팀워크가 잘 되는 치과를 쉽게 알아볼 수 있습니다. 원장님과 직원들이 상호 존중해주는 치과가 바로 그 치과입니다. 그런 치과는 직원들이 근무 만족감이 높고 행복합니다. 따라서 직원들이 원장님을 중심으로 팀워크를 발휘하여, 환자에게 최상의 진료서비스를 제공해줍니다.

사회봉사하는
치과의사가 든든하다

의과대학을 졸업할 때는 누구나 흰 가운을 입고 제네바 선언(일명 히포크라테스 선서)을 하는데 이는 단지 형식적인 것으로 그치는 게 아닙니다. 의사라는 직업은 수많은 직업 중 하나이지만 분명히 틀린 결이 있습니다. 의사라는 직업은 단지 개인의 이윤 추구를 목적으로 하지 않고 사회봉사에 대한 책임을 가지고 있습니다. 그래서 제네바 선언 맨 앞에는 이 말이 나오죠.

나의 생애를 인류 봉사에 바칠 것을 엄숙히 서약하노라.

이 다음으로 양심과 품위를 지키는 의술, 환자의 건강과 생명 우선을 강조하는 문구가 나옵니다. 많은 의사들이 이 문구를 가슴속에 품고 있습니다. 그래서 심심치 않게 의사들이 사회봉사를 하는 훈훈한 일이 많이 일어나는 것을 매체를 통해 볼 수 있습니다.

필자 또한 치과의사가 되면서 틈틈이 사회봉사를 하겠다고 다짐했습니다. 학생 때는 봉사활동 동아리를 통해 여러 단체에서 의료 봉사활동을 하며 보람을 느낄 수 있었고, 치과의사가 된 후에는 많은 의료지원 협약을 통해 꾸준하게 봉사활동과 기부활동을 이어가고 있습니다.

최근에는 코로나로 힘든 소상공인에게 도움이 되고자, '서울특별시 동작구소상공인연합회'와 의료지원 협약을 맺어, 동작구소상공인 분들에게 도움이 되도록 노력하고 있습니다. 또, 서울 동작구 구청과의 드림스타트 협약을 맺어, 동작구에 거주하고 있는 취약계층 아동들이 저렴한 비용으로 치과치료를 받고 꿈과 희망을 마음껏 펼칠 수 있도록 도움을 주고 있습니다.

필자는 동작구 한부모가족지원센터 그리고 상도복지관과의 의료지원 서비스 협약 체결을 맺고 있습니다. 돈이 없어서 치료를 받지 못하고 있는 취약 계층에 대한 의료지원 서비스를 하고 있는데, 신청서를 받은 후 매달 각각 1인씩 선정하여 비보험 진료에 대한 의료지원 재능기부를 몸소 실행하고 있습니다.

그리고 임마누엘 직업재활원과의 의료지원 협약과 기부금 전달을 통해 정기적인 기부활동에도 적극적으로 참여하고 있습니다. 필자는 앞으로도 묵묵히 많은 봉사 활동을 할 계획입니다. 나이가 들어 허리를 펴지 못해 진료를 보지 못하는 그날까지 어려운 환경에 놓인 분들에게 적극적으로 따뜻한 손길을 내밀 예정입니다.